临床妇产疾病诊断与治疗

编著　张春云　董　璐　杜海霞　聂树霞
魏晓春　姚盼盼　王志惠

吉林科学技术出版社

图书在版编目（CIP）数据

临床妇产疾病诊断与治疗 / 张春云等编著. --长春：吉林科学技术出版社，2024. 8. --ISBN 978-7-5744-1665-9

Ⅰ. R710.2

中国国家版本馆CIP数据核字第2024VQ6179号

临床妇产疾病诊断与治疗

编　　著　张春云　等
出 版 人　宛　霞
责任编辑　黄玉萍
封面设计　济南睿诚文化发展有限公司
制　　版　济南睿诚文化发展有限公司
幅面尺寸　170mm×240mm
开　　本　16
字　　数　218 千字
印　　张　12.625
印　　数　1~1500 册
版　　次　2024 年 8 月第 1 版
印　　次　2024 年12月第 1 次印刷

出　　版　吉林科学技术出版社
发　　行　吉林科学技术出版社
地　　址　长春市福祉大路5788 号出版大厦A 座
邮　　编　130118
发行部电话/传真　0431-81629529　81629530　81629531
　　　　　　　　81629532　81629533　81629534
储运部电话　0431-86059116
编辑部电话　0431-81629510
印　　刷　廊坊市印艺阁数字科技有限公司

书　　号　ISBN 978-7-5744-1665-9
定　　价　75.00 元

主　编

张春云　董　璐　杜海霞　聂树霞

魏晓春　姚盼盼　王志惠

副主编

颜　飞　陈银女　庄珊珊　高俊荣

刘俊杰　崔玉萍　王静冉

编　委（按姓氏笔画排序）

王志惠（桓台县中医院）

王静冉（内蒙古自治区人民医院）

庄珊珊（广东省江门市江海区人民医院）

刘　敬（山东省庆云县人民医院）

刘俊杰（湖北医药学院附属襄阳市第一人民医院）

杜海霞（山东省东营市利津县妇幼保健计划生育服务中心）

张春云（东营市人民医院）

陈银女（阳新县妇幼保健院）

姚盼盼（夏津县人民医院）

聂树霞（山东省新泰市人民医院）

高俊荣（内蒙古兴安盟扎赉特旗妇幼保健院）

崔玉萍（桓台县人民医院）

董　璐（滕州市善南社区卫生服务中心）

颜　飞（邹平市中心医院）

魏晓春（山东昌邑妇幼保健院）

前言

FOREWORD

妇产科是临床医学四大主要学科之一，主要研究女性生殖器官疾病的病因、病理、诊断及防治，妊娠、分娩的生理和病理变化等。妇产科学的发展与出生人口的素质、人类的繁衍、社会的兴衰有着密切的关系。随着医学模式的转变和传统医学模式的更新，促使妇产科诊疗技术与手段也取得长足进步。发展日新月异的妇产科学，无论是在理论基础、诊断技术方法还是在治疗手段方面，都在不断的与时俱进。这就促使我们妇产科临床医护人员必须不断丰富临床经验，学习并掌握妇产科最新诊疗技术，以更好地帮助患者摆脱疾病的困扰，提高妇产科的诊治水平。因此，作为一名妇产科工作者，不仅需要扎实的理论知识，更需要有丰富的临床经验，具备随时应对各种危急情况的能力。基于以上原因，我们特组织具有丰富经验的妇产科医务工作者编写了《临床妇产疾病诊断与治疗》一书，以期能够提高广大妇产科临床医务人员的诊断与治疗能力，并为医学院校的在校学生提供指导，为我国妇产科医学事业的发展尽一点微薄之力。

本书先系统的介绍了妇产科疾病常见症状；后对妇产科常见疾病的相关内容进行了详细叙述，包括病因、病理、临床表现、辅助检查、诊断和治疗方法等。本书既有长期临床工作的宝贵经验，又吸收了国内外大量研究成果，本书内容丰富，资料翔实，深入浅出，突出新意，力求实用，既具有可读性、指导性，又具有专业性、可靠性。本书增加了对新技术、新理论、新进展的介绍，有助于临床医师对妇产科常见疾病迅速作出正确诊断，制订合适的治疗方案，适合妇产科医师、其他相关专业医师及在校医学生参考使用。

本书旨在为广大读者带来新的临床思维方式。但鉴于编写人员众多，编写风格及笔风有所差异，加之编写时间有限，本书存在的疏漏之处，恳请广大读者及同行提出宝贵意见，以供今后修改完善。

《临床妇产疾病诊断与治疗》编委会

2024年2月

目录
CONTENTS

第一章　妇产科疾病常见症状

第一节　下腹疼痛

下腹疼痛是女性常见疾病的临床症状之一，是盆腔脏器器质性病变或功能紊乱的信号，也是促使患者就医的警钟和临床诊断的重要线索，临床上按起病急缓与病程长短可分为急性或慢性腹痛两大类型。

一、病史采集要点

(一)起病的急缓或诱因

生育年龄女性出现停经、阴道出血、反复下腹隐痛后突然出现撕裂样剧痛，应想到输卵管妊娠破裂或流产可能，若同时伴有腹腔内出血表现者更应考虑宫外孕。停经后伴阵发性下腹痛，与流产、早产或分娩关系较大。体位改变后出现下腹痛，卵巢肿瘤或浆膜下子宫肌瘤蒂扭转可能性大。卵巢肿瘤做妇科检查时，突然下腹剧痛，复查肿瘤缩小或消失，注意有肿瘤破裂。在行人工流产等宫内操作时，突然出现下腹痛，应考虑子宫穿孔。在分娩过程中，先露下降受阻，产程延长，出现下腹痛，考虑子宫破裂。起病缓慢而逐渐加剧者，多为内生殖器炎症或恶性肿瘤所引起。子宫肌瘤合并妊娠，在妊娠期或产褥期出现剧烈下腹痛及发热时多为子宫肌瘤红色变性。

(二)腹痛的部位

下腹正中疼痛会由多种原因引起，但通常与子宫有关。一侧下腹痛多为该侧卵巢囊肿蒂扭转、破裂或输卵管卵巢炎症及异位妊娠流产或破裂。右侧下腹痛应排除急性阑尾炎。双侧下腹痛常见于子宫附件炎性病变。整个下腹痛甚至全腹痛见于卵巢囊肿破裂、输卵管破裂或盆腔腹膜炎时。

(三)腹痛的性质

炎症或腹腔内积液多为持续性钝痛;晚期肿瘤产生顽固性疼痛;阵发性绞痛多为子宫或输卵管等空腔器官收缩所致;输卵管或卵巢肿瘤破裂可引起撕裂性锐痛。

(四)腹痛的时间

痛经或子宫内膜异位症多在经期出现下腹痛;无月经来潮伴下腹周期性疼痛,多为经血潴留或人工流产术后宫颈、宫腔粘连所致;排卵所致下腹痛多发生在两次月经中间。

(五)腹痛的放射部位

一侧子宫附件病变,其疼痛可放射至同侧腹股沟及大腿内侧;放射至肩部考虑为腹腔内出血,为出血刺激膈肌的膈神经所致;放射至腰骶部多为宫颈、子宫病变所致。

二、体格检查重点

(一)全身检查

血压、脉搏、呼吸、体温、面色、心肺及姿势等。

(二)腹部检查

视诊时腹部肿胀形似蛙腹,多为腹水;下腹正中隆起主要是子宫或巨大卵巢肿瘤;触诊时注意肿瘤的大小、质地、压痛、活动度及边界;急性盆腔炎时腹肌紧张,下腹明显压痛及反跳痛,叩诊了解有无移动性浊音及肠管鼓音所在处。听诊用于肠鸣音、胎盘杂音、脐血流音及胎心音的鉴别。

(三)妇科检查

利用双合诊、三合诊或肛腹诊,了解阴道分泌物颜色,有无异味,阴道后穹隆是否饱满,宫颈是否充血及剧痛,宫颈口是否扩张或组织嵌顿,子宫位置、大小、质地及有无压痛,附件有无肿块及压痛。

三、实验室与辅助检查

(1)血常规:血红细胞或血红蛋白是否下降,了解贫血程度及内出血情况,有炎症者血白细胞升高或核左移。

(2)尿妊娠试验或血β-HCCT检查,排除与妊娠有关的疾病。

(3)腹腔穿刺或阴道后穹隆穿刺确定有无腹腔内出血,怀疑为恶性肿瘤时,穿刺液送检找癌细胞，穿刺液为脓性液体时应考虑为炎症引起，送病原体培养加药敏。

(4)B超显示盆腔实性、囊实性或囊性包块，子宫腔或宫外的胎心搏动可确诊为宫内妊娠或宫外孕。

(5)部分下腹痛的病因，在腹腔镜下才能明确，必要时在腹腔镜下行手术治疗。

(6)放射线检查、诊断性刮宫等在下腹痛病因诊断中起一定作用。

四、常见疾病诊断

(一)急性下腹疼痛伴休克

1.异位妊娠

异位妊娠是指受精卵在子宫腔以外着床，又称为宫外孕。

(1)症状体征特点：①停经、腹痛、阴道出血。②早孕反应。少数患者可能出现。③面色苍白、血压下降、脉搏细速、下腹膨隆，腹部压痛及反跳痛，以病变侧为甚，移动性浊音阳性。④妇科检查见后穹隆饱满、触痛明显，宫颈有举痛，子宫增大但较停经时间小，子宫有漂浮感，病变侧附件可触及肿块，有压痛。

(2)辅助检查：①妊娠试验阳性。②腹腔穿刺或后穹隆穿刺抽出不凝固血。③超声检查、腹腔镜检查、诊断性刮宫。

(3)诊断鉴别要点：①停经、腹痛、不规则阴道出血是异位妊娠常见三联征。②结合妊娠试验和超声检查即可确诊。

2.卵巢滤泡或黄体破裂

卵巢滤泡或黄体由于某种原因引起包壁破损、出血时，可引起腹痛，严重者可发生剧烈腹痛或休克。

(1)症状体征特点：①腹痛一般在月经中、后期突然出现一侧下腹剧痛，无停经、阴道出血史。②症状轻者腹部压痛不明显；重者腹痛明显，伴有恶心、呕吐、头晕、出冷汗、晕厥、休克、腹部压痛、反跳痛，以病侧明显，移动性浊音阳性。③妇科检查见后穹隆饱满、触痛明显，宫颈有举痛，子宫正常大小，病变侧附件可触及肿块，有压痛。

(2)辅助检查：①妊娠试验阴性。②腹腔穿刺或后穹隆穿刺抽出不凝固血。③超声检查、腹腔镜检查。

(3)诊断鉴别要点：根据有无停经史、有无不规则阴道出血、妊娠试验结果可与异位妊娠进行鉴别。

3.侵蚀性葡萄胎或绒毛膜癌子宫自发性穿孔

侵蚀性葡萄胎或绒毛膜癌子宫自发性穿孔是由侵蚀性葡萄胎或绒毛膜癌侵犯子宫肌层所致。

(1)症状体征特点:①常突然出现下腹剧痛,伴肛门坠胀感、恶心、呕吐。②停经史,早孕反应较重,不规则阴道出血。贫血貌,腹部膨隆,压痛、反跳痛明显,移动性浊音阳性。③妇科检查见宫颈举痛明显,子宫明显大于停经月份,质软,轮廓不清,子宫压痛明显,可能在附件区扪及囊性肿块。

(2)辅助检查:①血、尿人绒毛膜促性腺激素(HCCT)值异常升高。②超声、CT、MRI、X线检查。

(3)诊断鉴别要点:①本病患者有先行病史,有葡萄胎、流产、足月产史。②有其他转移灶的症状和体征,妇科检查子宫异常增大,HCCT异常升高,借此与异位妊娠鉴别。

4.出血性输卵管炎

急性输卵管炎时,如发生输卵管间质层出血,突破黏膜上皮进入管腔,由伞端流入腹腔,引起腹腔内出血,称为出血性输卵管炎。

(1)症状体征特点:①突然出现下腹疼痛、阴道出血、肛门坠胀,伴发热、白带增多。②多数患者有分娩、流产、宫腔操作史。体温升高,下腹压痛、反跳痛明显,移动性浊音阳性。③妇科检查见白带较多,宫颈举痛明显,附件区扪及条索状肿块。

(2)辅助检查:①妊娠试验阴性,血红蛋白下降,白细胞和中性粒细胞升高。②后穹隆穿刺,腹腔镜检查。

(3)诊断鉴别要点:①本病可发生于月经周期的任何时期,无停经史,有附件炎史,有发热、腹痛、白带增多等炎症表现为其特点。②腹腔镜检查或剖腹探查可确诊。

5.急性盆腔炎伴感染性休克

急性盆腔炎的感染多数为混合性感染,其中厌氧菌感染所产生的内毒素是引起感染性休克的主要原因。

(1)症状体征特点:①下腹痛加剧。压痛、反跳痛及肌紧张明显,肠鸣音减弱或消失。②有急性盆腔炎的症状和体征。寒战,高热,体温不升,伴面色苍白、四肢厥冷等休克症状。有少尿、无尿等肾衰竭症状。③妇科检查见宫颈举痛明显,子宫及双侧附件区触痛明显,可在附件区触及囊性肿块。

(2)辅助检查:①血白细胞、中性粒细胞升高,并可出现中毒颗粒。②血或病灶分泌物细菌培养可找到致病菌。

(3)诊断鉴别要点:①本病盆腔炎病史明确,随病情发展腹痛加剧,继而出现休克的症状和体征。②辅助检查有感染迹象为本病的特点。

6.肠系膜血液循环障碍

肠系膜血液循环障碍可导致肠管缺血坏死,多发生于肠系膜动脉。

(1)症状体征特点:①突然发生剧烈腹部绞痛,持续性,止痛剂不能缓解,恶心、呕吐频繁。②起病早期腹软、腹部平坦,可有轻度压痛,肠鸣音活跃或正常;随着肠坏死和腹膜炎的发展,腹胀明显,肠鸣音消失,腹部压痛、反跳痛及肌紧张明显,并出现呕血和血便。③严重者症状和体征不相称为本病的特点,但血管闭塞范围广泛者可较早出现休克。

(2)辅助检查:①腹腔穿刺可抽出血性液体。表现为血液浓缩,白细胞计数升高。②腹部放射线检查见大量肠胀气,腹腔有大量渗出液;放射线平片显示肠管扩张、肠腔内有液平面。③选择性动脉造影显示闭塞的血管。

(3)诊断鉴别要点:①早期主要表现为突发脐周剧烈腹痛,恶心、呕吐频繁而腹部体征轻微。②盆腔检查无异常发现,较少阳性体征与剧烈的持续性绞痛症状不符合,为本病特征性表现。

(二)急性下腹疼痛伴发热

1.急性化脓性子宫内膜炎

急性化脓性子宫内膜炎多为由链球菌、葡萄球菌及大肠埃希菌等化脓性细菌感染所致的子宫内膜急性化脓性炎症。

(1)症状体征特点:①多见于分娩、流产及其他宫腔手术后。②术后即感下腹痛,继而出现畏寒、寒战、发热、全身乏力、出汗,下腹持续性疼痛,逐渐加重。③阴道分泌物增多,呈脓性或血性,有臭味。④妇科检查见阴道内及宫颈口大量脓性或血性带臭味的分泌物,宫颈有剧痛,宫体增大且压痛明显。

(2)辅助检查:①血白细胞及中性粒细胞增多。②宫腔分泌物培养找到致病菌。

(3)诊断鉴别要点:①起病前有宫腔手术、经期性交或分娩史。②下腹痛,发热,白带增多呈脓性或脓血性,有臭味,妇科检查子宫压痛明显,为本病特点。

2.急性淋菌性子宫内膜炎

急性淋菌性子宫内膜炎多由阴道淋病向上扩散感染子宫内膜引起的急性炎症。患者多有不洁性生活史。

(1)症状体征特点:①不洁性生活史,起病前有急性尿路炎、宫颈炎、前庭大腺炎等症状。②阴道分泌物为脓性、有臭味,有持续性阴道出血。③下腹绞痛,伴畏寒、发热。④妇科检查见阴道内有大量脓性白带,宫颈中有脓栓堵塞,宫颈剧痛明显,宫体增大且有压痛。

(2)辅助检查:①外周血白细胞及中性粒细胞增高。②宫腔脓性分泌物涂片或培养可找到革兰阴性双球菌。

(3)诊断鉴别要点:患者有不洁性生活史或有已确诊的淋病史为本病特点。

3.急性输卵管炎

急性输卵管炎指输卵管发生的急性炎症,为化脓性病理过程,其病原菌多来自外阴、阴道、子宫,常发生于流产、足月产、月经期或宫内手术后。

(1)症状体征特点:①下腹部两侧剧烈疼痛,压痛、反跳痛,肌紧张。②常发生于流产、足月产、月经期及宫腔手术后,白带增多,阴道不规则出血。③轻者低热,重者寒战、高热,甚至发生败血症。④妇科检查见阴道内脓性白带,宫颈举痛,子宫一侧或两侧触痛,可及增粗的输卵管。

(2)辅助检查:①外周血白细胞总数和中性粒细胞增高。②后穹隆穿刺抽出脓液或脓性渗出物,分泌物培养找到致病菌。

(3)诊断鉴别要点:①本病常发生于流产、足月产、月经期及宫腔手术后。②下腹痛为一侧或双侧,妇科检查一侧或双侧附件压痛,输卵管增粗、触痛明显为其典型特征。

4.急性盆腔结缔组织炎

急性盆腔结缔组织炎是指盆腔结缔组织初发的炎症,不是继发于输卵管、卵巢的炎症,是初发于子宫旁的结缔组织,然后再扩展到其他部位。

(1)症状体征特点:①寒战、发热,呈持续高热,转为弛张热,形成脓肿时,反复出现寒战,并出现全身中毒症状。伴恶心、呕吐、腹胀、腹泻、尿频、尿急、尿痛、里急后重及肛门坠胀感。②下腹部弥漫性压痛、反跳痛及肌紧张。持续疼痛,向臀部及两下肢放射。③妇科检查见宫颈举痛,子宫及宫旁组织压痛明显,有增厚感,子宫增大、压痛,活动度受限。

(2)辅助检查:①外周血白细胞总数及中性粒细胞数升高。②高热时血培养偶可培养出致病菌。③后穹隆穿刺抽出脓液。

(3)诊断鉴别要点:①本病有明确的病史,患者有明显的感染性全身症状。②检查示下腹部弥漫性压痛、反跳痛及肌紧张,子宫及宫旁压痛明显,为本病特征性表现。

5.急性阑尾炎

急性阑尾炎指阑尾发生的急性炎症，是引起下腹痛比较常见的疾病，当急性阑尾炎的腹痛转移到右下腹时，易与相关的妇产科疾病混淆。

(1)症状体征特点。①转移性右下腹痛：开始为上腹部或全腹、脐周痛，后局限于右下腹部；②发热，伴恶心、呕吐；③体检：右下腹麦氏点压痛、反跳痛及肌紧张，肠鸣音减弱或消失；④妇科检查：生殖器无异常发现。

(2)辅助检查：①外周血白细胞总数及中性粒细胞数升高；②超声检查子宫、附件无异常。

(3)诊断鉴别要点：①本病起病急，腹痛在先，发热在后，有典型的转移性右下腹痛发病经过；②妇科检查无阳性体征为本病特征。

6.子宫肌瘤红色变性

子宫肌瘤红色变性多见于妊娠期或产褥期，是一种特殊类型的坏死，子宫肌瘤发生红色变性时，肌瘤体积迅速改变，发生血管破裂，出血弥散于组织内。

(1)症状体征特点：①有月经过多史或已确诊有子宫肌瘤史；②剧烈腹痛，多于妊娠期或产褥期突然出现；③伴发热、恶心、呕吐；④下腹压痛，肌瘤较大时可及肿块，并有压痛。

(2)辅助检查：①外周血白细胞总数及中性粒细胞数升高；②超声检查、CT、MRI 检查。

(3)诊断鉴别要点：①有子宫肌瘤史，于妊娠期或产褥期突然出现剧烈腹痛、发热；②检查子宫肌瘤迅速增大，局部压痛明显，为本病的特征。

7.急性肠系膜淋巴结炎

7 岁以下小儿好发急性肠系膜淋巴结炎，以冬春季节多见，常在上呼吸道感染或肠道感染中并发。小儿肠系膜淋巴结在回肠末端和回盲部分布丰富，且小肠内容物常因回盲瓣的作用在回肠末端停留，肠内细菌和病毒产物易在该处吸收进入回盲部淋巴结，致肠系膜淋巴结炎。

(1)症状体征特点：①多见于儿童及青少年，有上呼吸道感染史；②高热、腹痛、呕吐三联征，有时腹泻并高热，右下腹压痛、反跳痛及肌紧张；③妇科检查无阳性体征。

(2)辅助检查：①外周血白细胞总数及中性粒细胞数升高；②B 超检查子宫附件无异常。

(3)诊断鉴别要点：①多见于儿童及青少年，常有上呼吸道感染史；②下腹痛、发热，检查下腹压痛点广泛且与肠系膜根部方向一致；③妇科检查无阳性体征为本病的特征。

(三)急性下腹疼痛伴盆腔肿块

1.卵巢肿瘤蒂扭转

卵巢肿瘤蒂扭转好发于瘤蒂较长、瘤体中等大小、活动度大的卵巢肿瘤,因子宫的上下移动、肠蠕动、体位骤变可使肿瘤转动,其蒂(骨盆漏斗韧带、卵巢固有韧带和输卵管)随之扭转,当扭转超过某一角度且不能恢复时,可使走行于其间的肿瘤静脉回流受阻,致使瘤内高度充血或血管破裂,进而使瘤体急剧增大,瘤内发生出血,最后动脉血流因蒂扭转而受阻,肿瘤发生坏死、破裂、感染。

(1)症状体征特点:①活动或体位改变后突然出现一侧下腹剧烈持续性疼痛,伴恶心、呕吐;②体检:患侧腹部压痛,早期无明显的反跳痛及肌紧张,随病程延长,肿瘤坏死,继发感染,腹痛加剧,检查有反跳痛及肌紧张;③妇科检查发现在子宫一侧可扪及肿块,张力较大,有压痛,其蒂部最明显。

(2)辅助检查:超声检查。

(3)诊断鉴别要点:①患者原有盆腔肿块病史;②突然出现一侧下腹剧烈持续绞痛,其发生与体位改变有关,为本病的特征。

2.卵巢肿瘤破裂

卵巢肿瘤发生破裂的原因有外伤和自发两种,外伤性破裂常因腹部遭受重击、分娩、性交、妇科检查或穿刺等引起;自发性破裂常因肿瘤生长过速所致,多数为恶性肿瘤浸润性生长所致。

(1)症状体征特点:①腹痛,即卵巢小囊肿或单纯性囊腺瘤破裂时,腹痛轻微;卵巢大囊肿或成熟性畸胎瘤破裂时,腹痛剧烈,伴恶心、呕吐、腹膜炎症状;卵巢恶性肿瘤破裂时,腹痛剧烈,伴腹腔内出血,甚至休克;②下腹压痛、反跳痛及肌紧张;③妇科检查发现宫颈剧痛、原有的肿瘤缩小或消失。

(2)辅助检查:①后穹隆穿刺抽出相应的囊液或血液;②超声检查。

(3)诊断鉴别要点:①患者原有卵巢肿块史,有腹部外伤、性交、分娩、妇科检查或肿块穿刺等诱因;②腹痛后原有的卵巢肿块缩小或消失,为本病特征。

3.盆腔炎性肿块

盆腔炎性肿块起自急性输卵管炎。因输卵管腔内的炎性分泌物流到盆腔,继发盆腔腹膜炎、卵巢周围炎,使输卵管、卵巢、韧带、大网膜及肠管等粘连成一团,形成盆腔炎性肿块。

(1)症状体征特点:①下腹疼痛、发热;②妇科检查发现在子宫旁有肿块,形态不规则,呈实性或囊实性,活动度差,压痛。

(2)辅助检查:①外周血白细胞总数及中性粒细胞数升高;②超声检查、CT、MRI 等检查。

(3)诊断鉴别要点:①患者先出现下腹痛、发热,继而出现盆腔肿块;②肿块形态不规则,呈实性或囊实性,活动度差,压痛,常与子宫粘连,为本病的特征。

4.子宫肌瘤

子宫肌瘤是女性生殖器最常见的良性肿瘤,也是人体最常见的肿瘤,主要由平滑肌细胞增生而成,其间有少量纤维结缔组织。

(1)症状体征特点:①既往有月经紊乱、子宫肌瘤病史;②多为轻微坠痛,如浆膜下肌瘤蒂扭转,则出现剧烈疼痛;在妊娠期或产褥期突然出现腹痛、发热、肌瘤迅速增大,多为子宫肌瘤红色变性。

(2)辅助检查:超声检查。

(3)诊断鉴别要点:本病患者有明确子宫肌瘤病史,妇科检查及盆腔 B 超可明确诊断。

5.盆腔脓肿

盆腔脓肿包括输卵管积脓、卵巢脓肿、输卵管卵巢脓肿、直肠子宫陷凹脓肿及阴道直肠隔脓肿。

(1)症状体征特点:①腹痛剧烈,下腹部耻骨区域触痛明显,有反跳痛及肌紧张。②伴有寒战、高热。③妇科检查:阴道内及宫口有脓性分泌物,宫颈举痛明显,子宫压痛,在宫旁可触及肿块,张力大呈囊性,触痛明显。

(2)辅助检查:①外周血白细胞总数及中性粒细胞数升高。②超声、CT、MRI 检查。

(3)诊断鉴别要点:①本病先有急性盆腔炎的症状和体征,后出现盆腔肿块、持续高热、下腹痛。②肿块张力大有波动感,触痛明显,为本病特征。

(四)周期性下腹疼痛

1.子宫腺肌病

子宫腺肌病指当子宫内膜侵入子宫肌层的疾病。

(1)症状体征特点:①继发性痛经,并进行性加重。②伴月经增多,经期延长,继发性不孕。③妇科检查:子宫均匀性增大,局部有局限性结节凸起,质地较硬,经前、经期更增大、变软,有压痛,经后子宫稍缩小。

(2)辅助检查:超声检查。

(3)诊断鉴别要点:超声对本病与子宫肌瘤的鉴别帮助较大。

2.子宫内膜异位症

子宫内膜异位症指当具有生长功能的子宫内膜组织出现在子宫腔被覆黏膜以外的身体其他部位时导致的疾病。

(1)症状体征特点:①痛经大多数表现为继发性、进行性加重。②性交痛、月经失调、不孕。③妇科检查:子宫正常大小,后倾固定,直肠子宫陷凹或宫骶韧带或子宫后壁下段触痛性结节,在附件可及肿块,呈囊性或囊实性,活动差,有压痛。

(2)辅助检查:超声检查、CA125 检测、腹腔镜检查。

(3)诊断鉴别要点:①育龄女性有进行性痛经、不孕和月经紊乱。②妇科检查有触痛性结节或宫旁有不活动的囊性包块,为本病特征性表现。

3.先天性处女膜闭锁

处女膜闭锁又称无孔处女膜,由于处女膜闭锁,经血无法排出,最初积聚在阴道内,反复多次月经来潮后,逐渐发展成宫腔积血、输卵管积血,甚至腹腔内积血。

(1)症状体征特点:①月经来潮前无任何症状,来潮后出现周期性下腹痛。②妇科检查发现处女膜向外膨隆,表面呈紫蓝色,无阴道开口;肛门检查可扪及阴道膨隆呈球状向直肠突起,阴道包块上方的子宫压痛明显,下压包块,处女膜膨隆更明显。

(2)辅助检查:超声检查。

(3)诊断鉴别要点:①本病仅见于青春期少女,患者无月经来潮,但第二性征发育良好,进行性加重的周期性腹痛。②妇科检查发现处女膜向外膨隆,表面呈紫蓝色,无阴道开口;肛门检查可扪及阴道膨隆呈球状向直肠突起,阴道包块上方的子宫压痛明显,下压包块,处女膜膨隆更明显,为本病特征。

4.Asherman 综合征

Asherman 综合征即宫腔粘连综合征,为患者在人工流产、中期妊娠引产或足月分娩后造成宫腔广泛粘连而引起的闭经、子宫内膜异位症、继发不孕和再次妊娠引起流产等一系列综合征。

(1)症状体征特点:①人工流产或刮宫后,出现闭经或月经减少。②进行性加重的下腹周期性疼痛,呈痉挛性,伴肛门坠胀感。③闭经用人工周期治疗无撤退性出血。④继发性不孕、流产、早产、胎位不正、胎儿死亡或胎盘植入。⑤妇科检查发现子宫正常大小或稍大,较软,压痛明显,宫颈闭塞,宫腔探针不能通过,宫颈举痛,附件压痛明显,宫旁组织、宫骶韧带处压痛。

(2)辅助检查:超声检查、宫腔碘油造影、宫腔镜检查。

(3)诊断鉴别要点:①本病继发子宫腔操作后,患者有周期性下腹痛,呈进行性加重,无月经来潮。②妇科检查见宫颈闭塞,为本病特征。

(五)慢性下腹疼痛伴白带增多

1.慢性盆腔炎

慢性盆腔炎常为急性盆腔炎未能彻底治疗,或患者体质较差,病程迁延所致。

(1)症状体征特点:①下腹坠胀、疼痛、腰骶部酸痛,在劳累、性交后及月经前后加剧。②月经过多、经期延长、白带增多、不孕。③妇科检查发现盆腔(子宫、附件)有压痛等炎症表现。

(2)辅助检查:超声检查。

(3)诊断鉴别要点:①既往有急性盆腔炎病史,继而出现慢性下腹痛。②妇科检查发现子宫一侧或两侧片状增厚,子宫骶韧带增厚变硬,发病时压痛明显,为本病特征。

2.盆腔淤血综合征

盆腔淤血综合征是由于盆腔静脉充盈、扩张及血流明显缓慢所致的一系列综合征。

(1)症状体征特点:①多见于早婚、早育、多产、子宫后位、习惯性便秘及长时间从事站立工作的女性。②下腹部坠痛、酸胀及骶臀部疼痛。③伴有月经过多、经期延长、乳房胀痛、性交痛、白带增多。④妇科检查示外阴、阴道呈蓝色,伴有静脉曲张,子宫体增大而变软,附件区可及柔软增厚感。

(2)辅助检查:体位试验阳性、盆腔静脉造影、盆腔血流图、腹腔镜检查。

(3)诊断鉴别要点:①疼痛在久立、劳累或性交后加重。②妇科检查见外阴、阴道呈蓝色,静脉曲张,宫颈肥大而质软,略呈蓝色。③体位试验、盆腔静脉造影、盆腔血流图及腹腔镜检查等有助于诊断。

3.慢性子宫颈炎

慢性子宫颈炎是妇科疾病中最常见的一种。因性生活、分娩、流产后,细菌侵入宫颈管而引起炎症。多由急性子宫颈炎未治疗或治疗不彻底转变而来。

(1)症状体征特点:①外阴轻度瘙痒。②白带增多,通常呈乳白色黏液状,有时呈淡黄色脓性,有息肉形成时伴有血丝或接触性出血。③月经期、排便或性生活后下腹或腰骶部有疼痛;或者有部分患者出现膀胱刺激症状,有尿频或排尿困难,但尿液常规检查正常。④妇科检查见宫颈有红色细颗粒糜烂区及颈管分泌脓性黏液样白带，子宫颈有不同程度的糜烂、肥大，有时质硬，有时可见息肉、外翻、腺体囊肿等病理变化。

(2)辅助检查：①须常规做宫颈刮片检查，必要时做活组织检查。②慢性子宫颈炎须排除宫颈癌，可行阴道镜检查、宫颈刮片、宫颈活组织检查或宫颈锥切。

(3)诊断鉴别要点：须常规做宫颈刮片检查，必要时做活组织病理检查以排除宫颈癌。

4.后位子宫

后位子宫包括子宫后倾及后屈。

(1)症状体征特点：①痛经、腰背痛。②不孕、白带增多、月经异常、性生活不适。③妇科检查示子宫后倾，质软，轻压痛，附件下垂至直肠窝。

(2)辅助检查：B超检查见子宫极度后位，余无异常。

(3)诊断鉴别要点：经手法复位后症状好转是本病的特征。

(六)慢性下腹疼痛伴阴道出血

1.陈旧性宫外孕

陈旧性宫外孕指输卵管妊娠流产或破裂，若长期反复内出血所形成的盆腔血肿不消散，血肿机化变硬并与周围组织粘连导致的疾病。

(1)症状体征特点：①停经史、不规则阴道出血、下腹痛。②妇科检查示子宫无增大，子宫旁可扪及形态不规则的肿块，有压痛。

(2)辅助检查：后穹隆穿刺、妊娠试验、超声检查、腹腔镜检查。

(3)诊断鉴别要点：①停经史、不规则阴道出血、下腹痛。妊娠试验阳性。后穹隆穿刺抽出暗红色不凝固血液，为本病特征。②腹腔镜检查可确诊。

2.子宫内膜异位症

(1)症状体征特点：①慢性下腹胀痛或肛门胀痛、性交痛。②月经增多、经期延长。③妇科检查示子宫后倾固定，可在子宫直肠陷凹、宫骶韧带、子宫后壁触及痛性结节，在子宫一侧或两侧可及囊性或囊实性肿块。

(2)辅助检查：超声检查、CA125 检测、腹腔镜检查。

(3)诊断鉴别要点：①育龄女性有进行性痛经、不孕和月经紊乱。②妇科检查有触痛性结节或宫旁有不活动的囊性包块，为本病特征性表现。

3.宫腔内放置节育器后

宫腔内放置节育器后最常见的并发症为慢性下腹痛及不规则阴道出血，这是由于节育器在宫腔内可随宫缩而移位引起的，如节育器过大或放置节育器时未移送至宫底部而居宫腔下段时，则更易发生。

(1)症状体征特点:①宫腔内放置节育器后出现慢性下腹胀痛或腰骶部酸痛;②阴道出血、经期延长、淋漓不尽、白带中带血;③妇科检查无其他病变体征。

(2)辅助检查:超声检查宫内节育器是否下移或异常情况。

(3)诊断鉴别要点:①放置节育器后出现上述症状,一般药物治疗无效;②妇科检查无其他异常发现,取出节育器后症状消失,为本病的特征。

(七)慢性下腹疼痛伴发热、消瘦

1.结核性盆腔炎

结核性盆腔炎指由结核杆菌感染女性盆腔引起的盆腔炎症。

(1)症状体征特点:①下腹疼痛,经期加剧;②经期或午后发热、盗汗、乏力、食欲缺乏、体重减轻;③月经过多、减少,闭经,不孕;④妇科检查可扪及不规则的囊性肿块,质硬,子宫轮廓不清,严重时呈冰冻骨盆。

(2)辅助检查:①子宫内膜病理检查;②胸部、消化道及泌尿道 X 线检查;③子宫输卵管碘油造影、超声检查、腹腔镜检查;④结核菌素试验、结核菌培养。

(3)诊断鉴别要点:①患者有原发不孕、月经稀少或闭经;②有低热、盗汗时,既往有结核病接触史或本人有结核病史可为本病诊断提供参考。

2.卵巢恶性肿瘤

卵巢恶性肿瘤是女性生殖器三大恶性肿瘤之一。由于卵巢位于盆腔深部,卵巢恶性肿瘤不易早期发现。

(1)症状体征特点:①有卵巢癌早期症状,即食欲缺乏、消化不良、体重下降、下腹胀痛、腹痛、下腹包块、腹水;②邻近脏器受累出现压迫直肠、膀胱、输尿管的症状;③妇科检查示盆腔内触及散在、质硬结节,肿块多为双侧性,实性或囊实性,表面高低不平,固定不动。

(2)辅助检查:①腹水细胞学检查;②后穹隆肿块穿刺活检;③超声、CT、MRI 检查,肿瘤标志物检查,腹腔镜检查。

(3)诊断鉴别要点:超声、CT、MRI 检查,肿瘤标志物检查,肿块活组织检查可助本病诊断。

3.艾滋病

艾滋病又称为获得性免疫缺陷综合征,是由人类免疫缺陷感染病毒引起的性传播疾病。可引起 T 细胞损害,导致持续性免疫缺陷、多器官机会性感染及罕见恶性肿瘤,最终导致死亡。

(1)症状体征特点:①高热、多汗、乏力、周身痛、消瘦、腹泻、呕吐等;②常合并阴道真菌感染等，以白色念珠菌感染较多见，白带增多；③体格检查示全身淋巴结肿大。

（2）辅助检查：①白细胞计数低下，淋巴细胞比例降低；②血 HIV 抗体检测常用 ELISA 法、荧光免疫法和 Western Blot 法。

（3）诊断鉴别要点：①本病有全身淋巴结肿大、高热、乏力、周身痛等以免疫缺陷为基础而发生的一系列艾滋病症状和体征；②检查血 HIV 抗体可确诊。

第二节　下腹部肿块

下腹部肿块是妇科患者就医时的常见主诉。肿块可能是患者本人或家属无意发现，或因其他症状（如下腹痛、阴道流血等）做妇科检查时或行 B 超检查盆腔时发现。女性下腹肿块可以来自子宫与附件、肠道、腹膜后、泌尿系统及腹壁组织。根据肿块质地不同，分为囊性和实性。囊性肿块多为良性病变，如充盈膀胱、卵巢囊肿、输卵管卵巢囊肿、输卵管积水等。实性肿块除妊娠子宫、子宫肌瘤、卵巢纤维瘤、盆腔炎性包块等为良性外，其他实性肿块均应首先考虑为恶性肿瘤。

下腹部肿块可以是子宫增大、子宫附件肿块、肠道肿块、泌尿系统肿块、腹壁或腹腔肿块。

一、子宫增大

位于下腹正中且与宫颈相连的肿块，多为子宫增大。子宫增大的原因如下。

（一）妊娠子宫

育龄妇女有停经史，下腹部扪及包块，应首先考虑为妊娠子宫。停经后出现不规则阴道流血，且子宫增大超过停经周数者，可能为葡萄胎。妊娠早期子宫峡部变软，宫体似与宫颈分离，此时应警惕将宫颈误认为宫体，将妊娠子宫误认为卵巢肿瘤。

（二）子宫肌瘤

子宫均匀增大，或表面有单个或多个球形隆起。子宫肌瘤典型症状为月经过多。带蒂的浆膜下肌瘤仅蒂与宫体相连，不扭转无症状，妇科检查时有可能将其误诊为卵巢实性肿瘤。

(三)子宫腺肌病

子宫均匀增大,通常不超过拳头大小,质硬。患者多伴有逐年加剧的痛经、经量增多及经期延长。

(四)子宫恶性肿瘤

老年患者子宫增大且伴有不规则阴道流血,应考虑子宫内膜癌。子宫增长迅速伴有腹痛及不规则阴道流血,可能为子宫肉瘤。有生育史或流产史,特别是有葡萄胎史,子宫增大且外形不规则及子宫不规则出血时,应想到子宫绒毛膜癌的可能。

(五)子宫畸形

双子宫或残角子宫可扪及子宫另一侧有与其对称或不对称的包块,两者相连,硬度也相似。

(六)经血外流受阻

患者至青春期无月经来潮,有周期性腹痛并扪及下腹部肿块,应考虑处女膜闭锁或阴道无孔横膈。宫腔积脓或积液也可使子宫增大,见于子宫内膜癌合并宫腔积脓。

二、子宫附件肿块

附件包括输卵管和卵巢。输卵管和卵巢常不能扪及。当子宫附件出现肿块时,多属病理现象。临床常见的子宫附件肿块有以下几种。

(一)输卵管妊娠

肿块位于子宫旁,大小、形状不一,有明显触痛。患者多有短期停经史,随后出现阴道持续少量流血及腹痛史。

(二)附件炎性肿块

肿块多为双侧性,位于子宫两旁,与子宫有粘连,压痛明显。急性附件炎症患者有发热、腹痛。慢性附件炎性疾病患者,多有不育及下腹隐痛史,甚至出现反复急性盆腔炎症发作。

(三)卵巢非赘生性囊肿

多为单侧、可活动的囊性包块,直径通常≤8 cm。黄体囊肿可在妊娠早期扪及。葡萄胎常并发卵巢双侧或一侧黄素囊肿。卵巢子宫内膜异位囊肿多为与子宫有粘连、活动受限、有压痛的囊性肿块。输卵管卵巢囊肿常有不孕或盆腔感染病史，附件区囊性块物，可有触痛，边界清或不清，活动受限。

(四)卵巢赘生性肿块

无论肿块大小，其表面光滑、囊性且可活动者，多为良性囊肿。肿块为实性，表面不规则，活动受限，特别是盆腔内扪及其他结节或伴有胃肠道症状者，多为卵巢恶性肿瘤。

三、肠道与肠系膜肿块

(一)粪块嵌顿

肿块位于左下腹，多呈圆锥状，直径 4～6 cm，质偏实，略能推动。排便后肿块消失。

(二)阑尾周围脓肿

肿块位于右下腹，边界不清，距子宫较远且固定，有明显压痛伴发热、白细胞增多和红细胞沉降率加快。初发病时先有脐周疼痛，随后疼痛逐渐转移并局限于右下腹。

(三)腹部手术或感染后继发的肠管、大网膜粘连

肿块边界不清，叩诊时部分区域呈鼓音。患者以往有手术史或盆腔感染史。

(四)肠系膜肿块

部位较高，肿块表面光滑，左右移动度大，上下移动受限制，易误诊为卵巢肿瘤。

(五)结肠癌

肿块位于一侧下腹部，呈条块状，略能推动，有轻压痛。患者多有下腹隐痛、便秘、腹泻，或便秘、腹泻交替，以及粪便带血史，晚期出现贫血、恶病变。

四、泌尿系统肿块

(一)充盈膀胱

肿块位于下腹正中、耻骨联合上方，呈囊性，表面光滑，不活动。导尿后囊性肿块消失。

(二)异位肾

先天异位肾多位于髂窝部或盆腔内，形状类似正常肾，但略小。通常无自觉

症状。静脉尿路造影可确诊。

五、腹壁或腹腔肿块

(一)腹壁血肿或脓肿

肿块位于腹壁内，与子宫不相连。患者有腹部手术或外伤史。抬起患者头部使腹肌收缩，若肿块更明显，多为腹壁肿块。

(二)腹膜后肿瘤或脓肿

肿块位于直肠和阴道后方，与后腹壁固定，不活动，多为实性，以肉瘤最常见；也可为囊性，如良性畸胎瘤、脓肿等。静脉尿路造影可见输尿管移位。

(三)腹水

大量腹水常与巨大卵巢囊肿相混淆。腹部两侧叩诊浊音，脐周鼓音为腹水特征。腹水合并卵巢肿瘤，腹部冲击触诊法可发现潜在肿块。

(四)盆腔结核包裹性积液

肿块为囊性，表面光滑，界限不清，固定不活动。囊肿可随患者病情加剧而增大或好转而缩小。

(五)直肠子宫陷凹囊(脓)肿

肿块呈囊性，向后穹隆突出，压痛明显，伴发热及急性盆腔腹膜炎体征。后穹隆穿刺抽出脓液可确诊。

第三节　阴道流血

阴道流血为女性患者就诊时最常见的主诉，指妇女生殖道任何部位的出血，包括宫体、宫颈、阴道和外阴等处。虽然绝大多数出血来自宫体，但无论其源自何处，除正常月经外，均称“阴道流血”。阴道流血也可为凝血功能异常的一种表现，如白血病、再生障碍性贫血、特发性血小板减少性紫癜及肝功能损害等。

一、病因

根据患者年龄及性生活等情况鉴别阴道流血的病因。

(一)青春期女性的病因

应首先排除卵巢内分泌功能变化引起的子宫出血,包括无排卵性功能失调性子宫出血及排卵性月经失调两类。另外月经间期卵泡破裂,雌激素水平短暂下降也可致子宫出血。

(二)生育期女性且性生活正常女性的病因

应首先考虑与妊娠有关的子宫出血,常见的有先兆流产、不全流产、异位妊娠、妊娠滋养细胞疾病、产后胎盘部分残留、胎盘息肉和子宫复旧不全等。其次考虑卵巢内分泌功能变化引起的出血,包括无排卵性和排卵性异常子宫出血,以及月经间期卵泡破裂。最后考虑生殖器炎症,如外阴出血见于外阴溃疡、尿道肉阜等;阴道出血见于阴道溃疡、阴道炎;宫颈出血见于急、慢性子宫颈炎,宫颈糜烂,宫颈溃疡,宫颈息肉等;子宫出血见于急、慢性子宫内膜炎,慢性子宫肌炎,急、慢性盆腔炎等;以及生殖器肿瘤,如子宫肌瘤、宫颈癌、子宫内膜癌等。此外,性交所致处女膜或阴道损伤、放置宫内节育器、雌激素或孕激素使用不当(包括含性激素保健品使用不当)也可引起不规则阴道出血。

(三)绝经过渡期和绝经后女性的病因

应首先排除生殖器肿瘤,如外阴癌、阴道癌、宫颈癌、子宫内膜癌、子宫肉瘤、绒毛膜癌、某些具有内分泌功能的卵巢肿瘤。其次考虑生殖器炎症,如外阴炎、阴道炎、宫颈炎和子宫内膜炎等,以及卵巢内分泌功能变化引起的子宫出血,如无排卵性功能失调性的子宫出血。

(四)儿童期女性的病因

首先排除损伤、异物和外源性性激素等因素,如外阴、阴道骑跨伤、幼女玩弄别针等而放入阴道而引起的出血。其次考虑有性早熟或生殖道恶性肿瘤可能。新生女婴出生后数天有少量阴道流血,系因离开母体后雌激素水平骤然下降,子宫内膜脱落所致。

二、临床表现

阴道流血的形式有以下几种。

(一)经量增多

月经周期基本正常,但经量多(>80 mL)或经期延长,为子宫肌瘤的典型症状,其他如子宫腺肌病、排卵性月经失调、放置宫内节育器,均可有经量增多。

(二)周期不规则的阴道流血

多为无排卵性功能失调性子宫出血,但围绝经期妇女应注意排除早期子宫内膜癌。性激素药物应用不当或使用避孕药后也会引起周期不规律和阴道异常流血。

(三)无任何周期可辨的长期持续阴道流血

多为生殖道恶性肿瘤所致,首先应考虑宫颈癌或子宫内膜癌的可能。

(四)停经后阴道流血

若患者为育龄妇女,伴或不伴有下腹疼痛、恶心等症状,应首先考虑与妊娠有关的疾病,如流产、异位妊娠、葡萄胎等;若患者为青春期无性生活史女性或围绝经期女性,多为无排卵性功能失调性子宫出血,但应排除生殖道恶性肿瘤。

(五)阴道流血伴白带增多

一般应考虑晚期宫颈癌、子宫内膜癌或子宫黏膜下肌瘤伴感染。

(六)接触性出血

于性交后或阴道检查后立即有阴道出血,色鲜红,量可多可少,应考虑急性子宫颈炎、早期宫颈癌、宫颈息肉或子宫黏膜下肌瘤可能。

(七)月经间期出血

发生于下次月经来潮前 14～15 天,历时 3～4 天,一般出血量少于月经量,偶可伴有下腹疼痛和不适。此类出血是月经间期卵泡破裂、雌激素水平暂时下降所致,又称排卵期出血。

(八)经前或经后点滴出血

月经来潮前数天或来潮后数天持续少量阴道流血,常淋漓不尽。可见于排卵期月经失调或为放置宫内节育器的不良反应。此外,子宫内膜异位症也可能出现类似情况。

(九)绝经多年后阴道流血

一般流血量较少,历时 2～3 天即净,多为绝经后子宫内膜脱落引起的出血或萎缩性阴道炎;若流血量较多,流血持续不净或反复阴道流血,应考虑子宫内膜癌的可能。

(十)间歇性阴道排出血性液体

应警惕有输卵管癌可能。

(十一)外伤后阴道流血

常见于骑跨受伤后,流血量可多可少。

第四节　外阴瘙痒

外阴瘙痒是多种不同病变引起的一种症状,但也可能发生在正常妇女。严重时影响生活、工作和休息。

一、病因

(一)局部原因

1.阴道分泌物刺激

患有慢性子宫颈炎及各种阴道炎时,由于其分泌物增多刺激外阴部皮肤而常引起外阴瘙痒,滴虫性阴道炎和假丝酵母菌性阴道炎是引起外阴瘙痒的最常见原因。

2.外阴营养不良

外阴发育营养不良者,其外阴瘙痒难忍。

3.不良卫生习惯

不注意外阴清洁,经血、大小便等长期刺激,月经垫不洁及穿不透气的化纤内裤等,均能诱发外阴瘙痒。

4.化学物品、药品刺激及过敏

肥皂、避孕套、某些药物等的直接刺激或过敏,均能引起外阴瘙痒。

5.其他

阴虱、疥疮、疱疹、尖锐湿疣、外阴湿疹、蛲虫感染等也能引起外阴瘙痒。

(二)全身原因

糖尿病及黄疸患者尿液对外阴皮肤的刺激,维生素缺乏,尤其是维生素 A、B 族维生素的缺乏,妊娠期肝内胆汁淤积症,妊娠期或经前期外阴部充血等均可引起外阴不同程度的瘙痒。另有部分患者虽外阴瘙痒十分严重,但原因不明,可能与精神或心理方面因素有关。

二、临床表现与诊断

主要症状是外阴瘙痒，瘙痒多位于阴蒂、大小阴唇、会阴、肛周。一般在夜间或食用刺激性食物或经期加重。瘙痒程度因个体及病因不同而有差异。局部检查可见局部潮红或有抓痕，或皮肤粗糙及色素减退等。有时继发感染。诊断时应详细询问病史，进行局部检查及必要的化验，尽可能查出病因。

三、治疗

(一)一般治疗

保持外阴皮肤清洁、干燥，切忌搔抓。不用热水冲洗，忌用肥皂，有感染时可用高锰酸钾液坐浴。内裤应宽松透气。

(二)病因治疗

积极治疗引起外阴瘙痒的疾病，如各种阴道炎、糖尿病等。若有阴虱应剔净阴毛，内裤和被褥要煮洗、消毒，局部应用氧化氨基汞软膏，配偶也应同时治疗。

(三)对症治疗

1.外用药

急性炎症期可用3%硼酸液湿敷，洗后局部涂搽40%氧化锌软膏、炉甘石洗剂等。慢性瘙痒可使用皮质激素或2%苯海拉明软膏涂擦，有止痒作用。

2.内服药

症状严重者，服用镇静、脱敏药物，如氯苯那敏、苯海拉明等。

3.乙醇注射法

对外阴皮肤正常、瘙痒严重、其他疗法无效的难治性患者，可采用纯乙醇皮下注射。

4.中药熏洗

(1)蛇床子散：蛇床子、花椒、明矾、百部、苦参各9～15 g，煎水先熏后坐浴，每天2次，连用10天。

(2)茵苦洗剂：茵陈、苦参各9 g，煎水熏洗。

(3)皮炎洗剂：透骨草9 g，蒲公英、马齿苋、紫花地丁、黄芩、防风、独活、羌活各5 g，艾叶6 g，甘草3 g，煎水熏洗。

第五节 白带异常

白带是由阴道黏膜渗出液、宫颈管、子宫内膜及输卵管黏膜腺体分泌物混合而成,正常白带呈白色稀糊状或蛋清样,高度黏稠,无腥臭味,量少。白带量多少与雌激素相关:月经前后2～3天量少,排卵期增多,青春期前、绝经后少,妊娠期量多。生殖道出现炎症或肿瘤时,白带量明显增多且特点有改变。

一、病因

白带异常主要见于两类疾病:生殖器炎症和生殖器肿瘤。

(一)生殖器炎症

阴道炎(较常见的有滴虫阴道炎、假丝酵母菌阴道炎、细菌性阴道病、萎缩性阴道炎)、宫颈炎、盆腔炎等。

(二)生殖器肿瘤

子宫黏膜下肌瘤、阴道癌、宫颈癌、子宫内膜癌、输卵管癌等。

(三)其他

阴道腺病、卵巢功能失调、阴道内异物、放置宫内节育器等。

二、鉴别要点

(一)灰黄色或黄白色泡沫状稀薄白带

此为滴虫阴道炎的特征,多伴外阴瘙痒。

(二)凝乳或豆渣样白带

此为假丝酵母菌阴道炎的特征,多伴外阴奇痒或灼痛。

(三)灰白色匀质白带

此常见于细菌性阴道病,有鱼腥味,可伴外阴瘙痒。

(四)透明黏性白带

外观正常,量明显增多,应考虑卵巢功能失调、阴道腺病或宫颈高分化腺癌。

(五)脓性白带

此为细菌感染所致,色黄或黄绿,黏稠,有臭味,可见于阴道炎、急性子宫颈炎及宫颈管炎、宫腔积脓、阴道内异物、阴道癌或宫颈癌并发感染。

(六)血性白带

血性白带是指白带中混有血液，血量多少不定，可考虑宫颈癌、子宫内膜癌、宫颈息肉、子宫黏膜下肌瘤、放置宫内节育器等。

(七)水样白带

水样白带是指持续流出淘米水样白带，具奇臭者，一般为晚期宫颈癌。间断性排出清澈黄红色水样白带，应考虑为输卵管癌。

第二章　女性生殖系统炎症

第一节　非特异性外阴炎

非特异性外阴炎是由物理、化学等非病原体因素所致的外阴皮肤或黏膜炎症。

一、病因

外阴易受经血、阴道分泌物刺激，若患者不注意清洁，或粪瘘患者受到粪便污染刺激、尿瘘患者受到尿液长期浸渍等，均可引起非特异性炎症反应。长期穿紧身化纤内裤或经期长时间使用卫生用品所导致的物理/化学刺激，如皮肤黏膜摩擦、局部潮湿、透气性差等，亦可引起非特异性外阴炎。

二、临床表现

外阴皮肤黏膜有瘙痒、疼痛、烧灼感，于活动、性交、排尿及排便时加重。急性炎症期检查见外阴充血、肿胀、糜烂，常有抓痕，严重者形成溃疡或湿疹；慢性炎症时检查可见外阴皮肤增厚、粗糙、皲裂，甚至苔藓样变。

三、治疗

治疗原则为消除病因，保持外阴局部清洁、干燥，对症治疗。

(一)病因治疗

寻找并积极消除病因，改善局部卫生。若发现糖尿病应及时治疗，若有尿瘘、粪瘘应及时行修补。

(二)局部治疗

保持外阴局部清洁、干燥，大小便后及时清洁外阴。可用0.1%聚维酮碘液或 1∶5 000 高锰酸钾液坐浴，每天 2 次，每次 15～30 分钟。坐浴后涂抗生素软膏或中成药药膏。也可选用中药水煎熏洗外阴部，每天 1～2 次。

第二节 前庭大腺炎症

前庭大腺炎症由病原体侵入前庭大腺所致，可分为前庭大腺炎、前庭大腺脓肿和前庭大腺囊肿。生育期妇女多见，幼女及绝经后期妇女少见。

一、病原体

该病多为混合性细菌感染，主要病原体为葡萄球菌、大肠埃希菌、链球菌、肠球菌。随着性传播疾病发病率的增高，淋病奈瑟菌及沙眼衣原体也成为常见病原体。

病原体侵犯腺管，初期导致前庭大腺导管炎，腺管开口往往因肿胀或渗出物凝聚而阻塞，分泌物积存不能外流，感染进一步加重则形成前庭大腺脓肿。若脓肿消退后，腺管阻塞，脓液吸收后被黏液分泌物所替代，形成前庭大腺囊肿。前庭大腺囊肿可继发感染，形成脓肿，并反复发作。

二、临床表现

前庭大腺炎起病急，且多影响单侧。初起时局部产生肿胀、疼痛、灼热感，检查见局部皮肤红肿、压痛明显，患侧前庭大腺开口处有时可见白色小点。若感染进一步加重，脓肿形成并快速增大，直径可达 3.6 cm，患者疼痛剧烈，行走不便，脓肿成熟时局部可触及波动感。少数患者可能出现发热等全身症状，腹股沟淋巴结可呈不同程度增大。当脓肿内压力增大时，表面皮肤黏膜变薄，脓肿可自行破溃。若破孔大，可自行引流，炎症较快消退而痊愈；若破孔小，引流不畅，则炎症持续存在，并反复发作。

前庭大腺囊肿多为单侧，也可为双侧。若囊肿小且无急性感染，患者一般无自觉症状，往往于妇科检查时方被发现；若囊肿大，可感到外阴坠胀或性交不顺。检查见患侧阴道前庭窝外侧肿大，在外阴部后下方可触及无痛性囊性肿物，多呈圆形、边界清楚。

三、治疗

(一)药物治疗

急性炎症发作时,需保持局部清洁,可取前庭大腺开口处分泌物做细菌培养,确定病原体。常选择使用喹诺酮或头孢菌素与甲硝唑联合抗感染。也可口服清热、解毒中药,或局部坐浴。

(二)手术治疗

前庭大腺脓肿需尽早切开引流,以缓解疼痛。切口应选择在波动感明显处,尽量靠低位以便引流通畅,原则上在内侧黏膜面切开,并放置引流条,脓液可送细菌培养。无症状的前庭大腺囊肿可随访观察;对囊肿较大或反复发作者可行囊肿造口术。

第三节　细菌性阴道病

细菌性阴道病(bacterial vaginosis,BV)是阴道内正常菌群失调所致的以带有鱼腥臭味的稀薄阴道分泌物增多为主要表现的混合感染。

一、病因

正常阴道菌群以乳杆菌为主。若产生 H_2O_2 的乳杆菌减少,阴道 pH 升高,阴道微生态失衡,其他微生物大量繁殖,主要有加德纳菌,还有其他厌氧菌,如动弯杆菌、普雷沃菌、紫单胞菌、类杆菌、消化链球菌等,以及人型支原体感染,导致细菌性阴道病。促使阴道菌群发生变化的原因仍不清楚,可能与频繁性交、反复阴道灌洗等因素有关。

二、临床表现

带有鱼腥臭味的稀薄阴道分泌物增多是其临床特点,可伴有轻度外阴瘙痒或烧灼感,性交后症状加重。分泌物呈鱼腥臭味,是厌氧菌产生的胺类物质(尸胺、腐胺、三甲胺)所致。10%～40%的患者无临床症状。检查阴道黏膜无明显充血等炎症表现。分泌物呈灰白色、均匀一致、稀薄状,常黏附于阴道壁,但容易从阴道壁拭去。

三、诊断

主要采用Amsel临床诊断标准，下列4项中具备3项，即可诊断为细菌性阴道病，多数认为线索细胞阳性为必备条件。

(1)线索细胞阳性：取少许阴道分泌物放在玻片上，加1滴0.9%氯化钠溶液混合，于高倍显微镜下寻找线索细胞。镜下线索细胞数量占鳞状上皮细胞比例大于20%，可以诊断细菌性阴道病。线索细胞即为表面黏附了大量细小颗粒的阴道脱落鳞状上皮细胞，这些细小颗粒为加德纳菌及其他厌氧菌，在高倍显微镜下所见的鳞状上皮细胞表面毛糙、模糊、边界不清，边缘呈锯齿状。

(2)匀质、稀薄、灰白色阴道分泌物，常黏附于阴道壁。

(3)阴道分泌物 $pH>4.5$。

(4)胺试验阳性：取阴道分泌物少许放在玻片上，加入10%氢氧化钾溶液1～2滴，产生烂鱼肉样腥臭气味，是因胺遇碱释放氨所致。

四、治疗

治疗选用抗厌氧菌药物，主要有甲硝唑、替硝唑、克林霉素。甲硝唑可抑制厌氧菌生长而不影响乳杆菌生长，是较理想的治疗药物。

(一)全身用药

首选为甲硝唑400 mg，口服，每天2次，共7天；其次为替硝唑2 g，口服，每天1次，连服3天；或替硝唑1 g，口服，每天1次，连服5天；或克林霉素300 mg，口服，每天2次，连服7天。不推荐使用甲硝唑2 g顿服。

(二)局部用药

甲硝唑制剂200 mg，每晚1次，连用7天；或2%克林霉素软膏阴道涂抹，每次5 g，每晚1次，连用7天。哺乳期以选择局部用药为宜。

(三)注意事项

(1)BV可能导致子宫内膜炎、盆腔炎性疾病及子宫切除后阴道残端感染，准备进行宫腔手术操作或子宫切除的患者即使无症状也需要接受治疗。

(2)BV与绒毛膜羊膜炎、胎膜早破、早产、产后子宫内膜炎等不良妊娠结局有关，有症状的妊娠期患者均应接受治疗。

(3)细菌性阴道病复发者可选择与初次治疗不同的抗厌氧菌药物，也可试用阴道乳杆菌制剂恢复及重建阴道的微生态平衡。

第四节 萎缩性阴道炎

萎缩性阴道炎为雌激素水平降低、局部抵抗力下降引起的、以需氧菌感染为主的阴道炎症。常见于自然绝经或人工绝经后的妇女，也可见于产后闭经、接受药物假绝经治疗者。

一、病因

绝经后妇女因卵巢功能衰退或缺失，雌激素水平降低，阴道壁萎缩，黏膜变薄，上皮细胞内糖原减少，阴道内 pH 升高（多为 5.0～7.0），嗜酸的乳杆菌不再为优势菌，局部抵抗力降低，以需氧菌为主的其他致病菌过度繁殖，从而引起炎症。

二、临床表现

主要症状为外阴灼热不适、瘙痒，阴道分泌物稀薄，呈淡黄色；感染严重者阴道分泌物呈脓血性。可伴有性交痛。检查时见阴道皱襞消失、萎缩、菲薄。阴道黏膜充血，有散在小出血点或点状出血斑，有时见浅表溃疡。

三、诊断

根据绝经、卵巢手术史、盆腔放射治疗（简称放疗）史及临床表现，排除其他疾病。阴道分泌物镜检见大量白细胞而未见滴虫、假丝酵母菌等致病菌。萎缩性阴道炎患者因受雌激素水平低落的影响，阴道上皮脱落细胞量少且多为基底层细胞。对有血性阴道分泌物者，应与生殖道恶性肿瘤进行鉴别。对出现阴道壁肉芽组织及溃疡情况者，需行局部活组织检查，与阴道癌相鉴别。

四、治疗

治疗原则为补充雌激素，增加阴道抵抗力；使用抗生素抑制细菌生长。

（一）补充雌激素

补充雌激素主要是针对病因的治疗，以增加阴道抵抗力。雌激素制剂可局部给药，也可全身给药。局部涂抹雌三醇软膏，每天 1～2 次，连用 14 天。口服替勃龙 2.5 mg，每天 1 次，也可选用其他雌孕激素制剂连续联合用药。

（二）抑制细菌生长

阴道局部应用抗生素如诺氟沙星制剂 100 mg，放于阴道深部，每天 1 次，7～10 天为 1 个疗程。对阴道局部干涩明显者，可应用润滑剂。

第五节 滴虫阴道炎

滴虫阴道炎是由阴道毛滴虫引起的常见阴道炎症，也是常见的性传播疾病。

一、病原体

阴道毛滴虫生存力较强，适宜在温度 25～40 ℃、pH 5.2～6.6 的潮湿环境中生长，在pH 5.0以下环境中其生长受到抑制。月经前后阴道 pH 发生变化，月经后接近中性，隐藏在腺体及阴道皱襞中的滴虫得以繁殖，滴虫阴道炎常于月经前后发作。滴虫能消耗或吞噬阴道上皮细胞内的糖原，阻碍乳酸生成，使阴道 pH 升高。滴虫能消耗氧，使阴道成为厌氧环境，易致厌氧菌繁殖，约 60％患者同时合并细菌性阴道病。阴道毛滴虫还能吞噬精子，影响精子在阴道内存活。滴虫不仅寄生于阴道，还常侵入尿道或尿道旁腺，甚至膀胱、肾盂，可以引发多种症状。

二、传播方式

经性交直接传播是其主要传播方式。滴虫可寄生于男性的包皮皱褶、尿道或前列腺中，男性由于感染滴虫后常无症状，易成为感染源。也可经公共浴池、浴盆、浴巾、游泳池、坐式便器、衣物、污染的器械及敷料等间接传播。

三、临床表现

潜伏期为 4～28 天。25％～50％的患者感染初期无症状，主要症状是阴道分泌物增多及外阴瘙痒，间或出现灼热、疼痛、性交痛等。分泌物典型特点为稀薄脓性、泡沫状、有异味。分泌物灰黄色、黄白色呈脓性是因其中含有大量白细胞，若合并其他感染则呈黄绿色；呈泡沫状、有异味是滴虫无氧酵解碳水化合物，产生腐臭气体所致。瘙痒部位主要为阴道口及外阴。若合并尿道感染，可有尿频、尿痛的症状，有时可有血尿。检查见阴道黏膜充血，严重者有散在出血点，甚至宫颈有出血斑点，形成“草莓样”宫颈；部分无症状感染者阴道黏膜无异常改变。

四、诊断

根据典型临床表现容易诊断，阴道分泌物中找到滴虫即可确诊。最简便的方法是湿片法，取0.9%氯化钠温溶液1滴放于玻片上，在阴道侧壁取典型分泌物混于其中，立即在低倍光镜下寻找滴虫。显微镜下可见到呈波状运动的滴虫及增多的白细胞被推移。此方法的敏感性为60%～70%，阴道分泌物智能化检测系统及分子诊断技术可提高滴虫检出率。取分泌物前24～48小时避免性交、阴道灌洗或局部用药。取分泌物时阴道窥器不涂润滑剂，分泌物取出后应及时送检并注意保暖，否则滴虫活动力减弱，造成辨认困难。分泌物革兰染色涂片检查会使滴虫活动减弱造成检出率下降。

本病应与需氧菌性阴道炎(aerobic vaginitis，AV)相鉴别，两者阴道分泌物性状相似，稀薄、泡沫状、有异味。主要通过实验室检查鉴别。滴虫阴道炎湿片检查可见滴虫，而AV常见的病原菌为B族溶血性链球菌、葡萄球菌、大肠埃希菌及肠球菌等需氧菌，镜下可见大量中毒白细胞和大量杂菌，乳杆菌减少或消失，阴道分泌物中凝固酶和葡萄糖醛酸苷酶可呈阳性。

此外，因滴虫阴道炎可合并其他性传播疾病，如HIV、黏液脓性宫颈炎等，诊断时需特别注意。

五、治疗

滴虫阴道炎患者可同时存在尿道、尿道旁腺、前庭大腺多部位滴虫感染，治愈此病需全身用药，并避免阴道冲洗。主要治疗药物为硝基咪唑类药物。

(一)全身用药

初次治疗可选择甲硝唑2 g，单次口服；或替硝唑2 g，单次口服；或甲硝唑400 mg，每天2次，连服7天。口服药物的治愈率达90%～95%。服用甲硝唑者，服药后12～24小时避免哺乳；服用替硝唑者，服药后3天内避免哺乳。

(二)性伴侣的治疗

滴虫阴道炎主要由性行为传播，性伴侣应同时进行治疗，并告知患者及性伴侣治愈前应避免无保护措施的性行为。

(三)随访及治疗失败的处理

由于滴虫阴道炎患者再感染率很高，最初感染3个月内需要追踪、复查。若治疗失败，对甲硝唑2 g单次口服者，可重复应用甲硝唑400 mg，每天2次，连服

7天;或替硝唑2 g,单次口服。对再次治疗后失败者,可给予甲硝唑2 g,每天1次,连服5天或替硝唑2 g,每天1次,连服5天。为避免重复感染,对贴身的用品如内裤、毛巾等建议高温消毒。

(四)妊娠期滴虫阴道炎的治疗

妊娠期滴虫阴道炎可导致胎膜早破、早产及低出生体重儿等不良妊娠结局。妊娠期治疗的目的主要是减轻患者症状。目前对甲硝唑治疗能否改善滴虫阴道炎的不良妊娠结局尚无定论。治疗方案为甲硝唑400 mg,每天2次,连服7天。甲硝唑虽可透过胎盘,但未发现妊娠期应用甲硝唑会增加胎儿畸形或机体细胞突变的风险。但替硝唑在妊娠期应用的安全性尚未确定,应避免应用。

第六节 急性子宫颈炎

急性子宫颈炎指子宫颈发生急性炎症,包括局部充血、水肿,上皮变性、坏死,黏膜、黏膜下组织、腺体周围见大量中性粒细胞浸润,腺腔中可有脓性分泌物。急性子宫颈炎可由多种病原体引起,也可由物理因素、化学因素刺激或机械性子宫颈损伤、子宫颈异物伴发感染所致。

一、病因及病原体

急性子宫颈炎的病原体:①性传播疾病病原体。淋病奈瑟菌及沙眼衣原体,主要见于性传播疾病的高危人群;②内源性病原体。部分子宫颈炎发病与细菌性阴道病病原体、生殖支原体感染有关。但也有部分患者的病原体不清楚。沙眼衣原体及淋病奈瑟菌均感染子宫颈管柱状上皮,沿黏膜面扩散引起浅层感染,病变以子宫颈管明显。除子宫颈管柱状上皮外,淋病奈瑟菌还常侵袭尿道移行上皮、尿道旁腺及前庭大腺。

二、临床表现

大部分患者无症状。有症状者主要表现为阴道分泌物增多,呈黏液脓性,阴道分泌物刺激可引起外阴瘙痒及灼热感。此外,可出现经间期出血、性交后出血等症状。若合并尿路感染,可出现尿急、尿频、尿痛。妇科检查见子宫颈充血、水肿、黏膜外翻,有黏液脓性分泌物附着甚至从子宫颈管流出,子宫颈管黏膜质脆,容易诱发出血。若为淋病奈瑟菌感染，因尿道旁腺、前庭大腺受累，可见尿道口、阴道口黏膜充血、水肿及多量脓性分泌物。

三、诊断

出现两个特征性体征之一、显微镜检查子宫颈或阴道分泌物白细胞增多，可做出急性子宫颈炎症的初步诊断。子宫颈炎症诊断后，需进一步做沙眼衣原体和淋病奈瑟菌的检测。

(1)两个特征性体征，具备一个或两个同时具备：①于子宫颈管或子宫颈管棉拭子标本上，肉眼见到脓性或黏液脓性分泌物。②用棉拭子擦拭子宫颈管时，容易诱发子宫颈管内出血。

(2)白细胞检测：子宫颈管分泌物或阴道分泌物中白细胞增多，后者需排除引起白细胞增多的阴道炎症。①子宫颈管脓性分泌物涂片作革兰染色，中性粒细胞＞30个/高倍视野。②阴道分泌物湿片检查白细胞＞10个/高倍视野。

(3)病原体检测：应做沙眼衣原体和淋病奈瑟菌的检测，以及有无细菌性阴道病及滴虫阴道炎。检测淋病奈瑟菌常用的方法有：①分泌物涂片革兰染色，查找中性粒细胞中有无革兰阴性双球菌，由于子宫颈分泌物涂片的敏感性、特异性差，不推荐用于女性淋病的诊断方法。②淋病奈瑟菌培养，为诊断淋病的"金标准"方法。③核酸检测，包括核酸杂交及核酸扩增，尤其核酸扩增方法诊断淋病奈瑟菌感染的敏感性、特异性高。

检测沙眼衣原体常用的方法：①衣原体培养，因其方法复杂，故临床少用。②酶联免疫吸附试验检测沙眼衣原体抗原，为临床常用的方法。③核酸检测，包括核酸杂交及核酸扩增，尤以后者为检测沙眼衣原体感染敏感、特异的方法。但应做好质量控制，避免污染。

若子宫颈炎症进一步加重，可导致上行感染，因此对子宫颈炎患者应注意有无上生殖道感染。

四、治疗

主要为抗生素药物治疗。可根据不同情况采用经验性抗生素治疗及针对病原体的抗生素治疗。

(一)经验性抗生素治疗

对有以下性传播疾病高危因素的患者(如年龄小于25岁，多性伴或新性伴，并且为无保护性性交或性伴患性传播疾病)，在未获得病原体检测结果前，可采用经验性抗生素治疗，方案为阿奇霉素1 g单次顿服；或多西环素100 mg，每天

2次，连服7天。

(二)针对病原体的抗生素治疗

对于获得病原体者，选择针对病原体的抗生素。

1.单纯急性淋病奈瑟菌性子宫颈炎

主张大剂量、单次给药，常用药物有头孢菌素及头孢霉素类药物，前者如头孢曲松钠250 mg，单次肌内注射；或头孢克肟400 mg，单次口服；也可选择头孢唑肟500 mg，肌内注射；头孢噻肟钠500 mg，肌内注射；后者如头孢西丁2 g，肌内注射，加用丙磺舒1 g口服；另可选择氨基糖苷类抗生素中的大观霉素4 g，单次肌内注射。

2.沙眼衣原体感染所致子宫颈炎

治疗药物主要如下述。①四环素类：如多西环素100 mg，每天2次，连服7天；米诺环素0.1 g，每天2次，连服7～10天；②大环内酯类：主要有阿奇霉素1 g，单次顿服；克拉霉素0.25 g，每天2次，连服7～10天；红霉素500 mg，每天4次，连服7天；③氟喹诺酮类：主要有氧氟沙星300 mg，每天2次，连服7天；左氧氟沙星500 mg，每天1次，连服7天；莫西沙星400 mg，每天1次，连服7天。

由于淋病奈瑟菌感染伴有衣原体感染，因此，若为淋菌性子宫颈炎，治疗时除选用抗淋病奈瑟菌药物外，同时应用抗衣原体感染药物。

3.合并细菌性阴道病

同时治疗细菌性阴道病，否则将导致子宫颈炎持续存在。

(三)性伴侣的处理

若子宫颈炎患者的病原体为淋病奈瑟菌或沙眼衣原体，应对其性伴进行相应的检查及治疗。

第七节 慢性子宫颈炎

慢性子宫颈炎指子宫颈间质内有大量淋巴细胞、浆细胞等慢性炎细胞浸润，可伴有子宫颈腺上皮及间质的增生和鳞状上皮化生。慢性子宫颈炎症可由急性子宫颈炎症迁延而来，也可为病原体持续感染所致，病原体与急性子宫颈炎相似。

一、病理

(一)慢性子宫颈管黏膜炎

由于子宫颈管黏膜皱襞较多,感染后容易形成持续性子宫颈黏膜炎,表现为子宫颈管黏液增多及脓性分泌物,反复发作。

(二)子宫颈息肉

子宫颈息肉是子宫颈管腺体和间质的局限性增生,并向子宫颈外口突出而形成息肉。检查见子宫颈息肉通常为单个,也可为多个,红色,质软而脆,呈舌型,可有蒂,蒂宽窄不一,根部可附在子宫颈外口,也可在子宫颈管内。光镜下见息肉表面被覆高柱状上皮,间质水肿、血管丰富及慢性炎性细胞浸润。子宫颈息肉极少恶变,但应与子宫的恶性肿瘤鉴别。

(三)子宫颈肥大

慢性炎症的长期刺激导致腺体及间质增生。此外,子宫颈深部的腺囊肿均可使子宫颈呈不同程度肥大,硬度增加。

二、临床表现

慢性子宫颈炎多无症状,少数患者可有持续或反复发作的阴道分泌物增多,淡黄色或脓性,性交后出血,月经间期出血,偶有分泌物刺激引起外阴瘙痒或不适。妇科检查可发现黄色分泌物覆盖子宫颈口或从子宫颈口流出,或在糜烂样改变的基础上同时伴有子宫颈充血、水肿、脓性分泌物增多或接触性出血,也可表现为子宫颈息肉或子宫颈肥大。

三、诊断及鉴别诊断

根据临床表现可初步做出慢性子宫颈炎的诊断,但应注意将妇科检查所发现的阳性体征与子宫颈的常见病理生理改变进行鉴别。

(一)子宫颈柱状上皮异位和子宫颈鳞状上皮内瘤变(squamous intraepithelial lesion,SIL)

除慢性子宫颈炎外,子宫颈的生理性柱状上皮异位、子宫颈鳞状上皮内病变,甚至早期子宫颈癌也可表现为子宫颈糜烂样改变。生理性柱状上皮异位是阴道镜下描述子宫颈管内的柱状上皮生理性外移至子宫颈阴道部的术语,由于柱状上皮菲薄,其下间质透出而成肉眼所见的红色。曾将此种情况称为“宫颈糜烂”,并认为是慢性子宫颈炎最常见的病理类型之一。目前已明确“宫颈糜烂”并不是病理学上的上皮溃疡、缺失所致的真性糜烂，也与慢性子宫颈炎症的定义即间质中出现慢性炎细胞浸润并不一致。因此，“宫颈糜烂”作为慢性子宫颈炎症的诊断术语已不再恰当。子宫颈糜烂样改变只是一个临床征象，可为生理性改变，也可为病理性改变。生理性柱状上皮异位多见于青春期、生育期妇女雌激素分泌旺盛者、口服避孕药或妊娠期，由于雌激素的作用，鳞柱交界部外移，子宫颈局部呈糜烂样改变外观。此外，子宫颈 SIL 及早期子宫颈癌也可使子宫颈呈糜烂样改变，因此对于子宫颈糜烂样改变者需进行子宫颈细胞学检查和/或 HPV 检测，必要时行阴道镜及活组织检查以除外子宫颈 SIL 或子宫颈癌。

(二)子宫颈腺囊肿

子宫颈腺囊肿绝大多数情况下是子宫颈的生理性变化。子宫颈转化区内鳞状上皮取代柱状上皮过程中，新生的鳞状上皮覆盖子宫颈腺管口或伸入腺管，将腺管口阻塞，导致腺体分泌物引流受阻，潴留形成囊肿。子宫颈局部损伤或子宫颈慢性炎症使腺管口狭窄，也可导致子宫颈腺囊肿形成。镜下见囊壁被覆单层扁平、立方或柱状上皮。浅部的子宫颈腺囊肿检查见子宫颈表面突出单个或多个青白色小囊泡，容易诊断。子宫颈腺囊肿通常不需处理。但内部的子宫颈腺囊肿，子宫颈表面无异常，表现为子宫颈肥大，应与子宫颈腺癌鉴别。

(三)子宫恶性肿瘤

子宫颈息肉应与子宫颈的恶性肿瘤及子宫体的恶性肿瘤相鉴别，因后两者也可呈息肉状，从子宫颈口突出，鉴别方法行子宫颈息肉切除，病理组织学检查确诊。除慢性炎症外，内生型子宫颈癌尤其腺癌也可引起子宫颈肥大，因此对子宫颈肥大者，需行子宫颈细胞学检查，必要时行子宫颈管搔刮术进行鉴别。

四、治疗

(一)慢性子宫颈管黏膜炎

对持续性子宫颈管黏膜炎症，需了解有无沙眼衣原体及淋病奈瑟菌的再次感染、性伴是否已进行治疗、阴道微生物群失调是否持续存在，针对病因给予治疗。对病原体不清者，尚无有效治疗方法。对子宫颈呈糜烂样改变、有接触性出血且反复药物治疗无效者，可试用物理治疗。物理治疗注意事项：①治疗前，应常规行子宫颈癌筛查；②有急性生殖道炎症列为禁忌；③治疗时间应选在月经干净后 3～7 天进行；④物理治疗后有阴道分泌物增多，甚至有大量水样排液，术后 1～2 周脱痂时可有少许出血；⑤在创面尚未愈合期间(4～8 周)禁盆浴、性交和阴道冲洗;⑥物理治疗有引起术后出血、子宫颈狭窄、不孕、感染的可能,治疗后应定期复查,观察创面愈合情况直到痊愈,同时注意有无子宫颈管狭窄。

(二)子宫颈息肉

行息肉摘除术,术后将切除息肉送组织学检查。

(三)子宫颈肥大

一般无须治疗。

第八节　盆腔炎性疾病

盆腔炎性疾病指女性上生殖道的一组感染性疾病,主要包括子宫内膜炎、输卵管炎、输卵管卵巢脓肿、盆腔腹膜炎。炎症可局限于一个部位,也可同时累及几个部位,以输卵管炎、输卵管卵巢炎最常见。盆腔炎性疾病多发生在性活跃的生育期妇女,初潮前、无性生活和绝经后妇女很少发生盆腔炎性疾病,即使发生也常常是邻近器官炎症的扩散。盆腔炎性疾病若未能得到及时、彻底治疗,可导致不孕、输卵管妊娠、慢性盆腔痛,炎症反复发作,从而严重影响妇女的生殖健康,且增加家庭与社会经济负担。

一、女性生殖道的自然防御功能

女性生殖道的解剖、生理、生化及免疫学特点具有比较完善的自然防御功能,以抵御感染的发生;健康妇女阴道内虽有某些微生物存在,但通常保持生态平衡状态,并不引起炎症。

(一)解剖生理特点

(1)两侧大阴唇自然合拢,遮挡阴道口、尿道口。

(2)由于盆底肌的作用,阴道口闭合,阴道前后壁紧贴,可防止外界污染。阴道正常微生物群尤其是乳杆菌,可抑制其他细菌生长。

(3)子宫颈内口紧闭,子宫颈管黏膜为分泌黏液的单层高柱状上皮所覆盖,黏膜形成皱褶、嵴突或陷窝,从而增加黏膜表面积;子宫颈管分泌大量黏液形成胶冻状黏液栓,成为上生殖道感染的机械屏障。

(4)生育期妇女子宫内膜周期性剥脱,也是消除宫腔感染的有利条件。

(5)输卵管黏膜上皮细胞的纤毛向宫腔方向摆动及输卵管的蠕动,均有利于阻止病原体侵入。

(二)生化特点

子宫颈黏液栓内含乳铁蛋白、溶菌酶,可抑制病原体侵入子宫内膜。子宫内膜与输卵管分泌液都含有乳铁蛋白、溶菌酶,清除偶尔进入宫腔及输卵管的病原体。

(三)生殖道黏膜免疫系统

生殖道黏膜如阴道黏膜、子宫颈和子宫聚集有不同数量的淋巴细胞,包括T细胞、B细胞。此外,中性粒细胞、巨噬细胞、补体及一些细胞因子,均在局部有重要的免疫功能,能够发挥抗感染作用。

当自然防御功能遭到破坏,或机体免疫功能降低、内分泌发生变化或外源性病原体侵入,均可导致炎症发生。

二、病原体及其致病特点

盆腔炎性疾病的病原体有外源性及内源性两个来源,两种病原体可单独存在,但通常为混合感染,可能是外源性的衣原体或淋病奈瑟菌感染造成输卵管损伤后,容易继发内源性的需氧菌及厌氧菌感染。

(一)外源性病原体

主要为性传播疾病的病原体,如沙眼衣原体、淋病奈瑟菌等。其他有支原体,包括人型支原体、生殖支原体及解脲支原体,其中以生殖支原体为主。

(二)内源性病原体

来自原寄居于阴道内的微生物群,包括需氧菌及厌氧菌,可以仅为需氧菌或仅为厌氧菌感染,但以需氧菌及厌氧菌混合感染多见。主要的需氧菌及兼性厌氧菌有金黄色葡萄球菌、溶血性链球菌、大肠埃希菌;厌氧菌有脆弱类杆菌、消化球菌、消化链球菌。厌氧菌感染的特点是容易形成盆腔脓肿、感染性血栓静脉炎,脓液有粪臭并有气泡。70%~80%盆腔脓肿可培养出厌氧菌。

三、感染途径

(一)沿生殖道黏膜上行蔓延

病原体侵入外阴、阴道后,或阴道内的病原体沿子宫颈黏膜、子宫内膜、输卵管黏膜,蔓延至卵巢及腹腔,是非妊娠期、非产褥期盆腔炎性疾病的主要感染途径。淋病奈瑟菌、沙眼衣原体及葡萄球菌等,常沿此途径扩散(图2-1)。

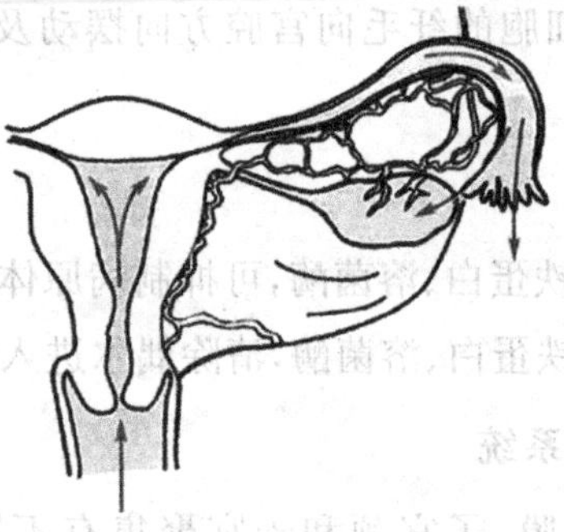

图 2-1　炎症经黏膜上行蔓延

(二)经淋巴系统蔓延病

原体经外阴、阴道、子宫颈及宫体创伤处的淋巴管侵入盆腔结缔组织及内生殖器其他部分，是产褥感染、流产后感染及放置宫内节育器后感染的主要感染途径。链球菌、大肠埃希菌、厌氧菌多沿此途径蔓延(图 2-2)。

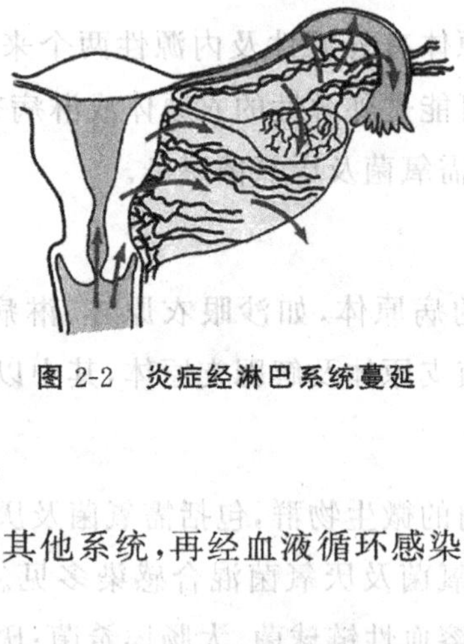

图 2-2　炎症经淋巴系统蔓延

(三)经血液循环传播

病原体先侵入人体的其他系统，再经血液循环感染生殖器，为结核菌感染的主要途径(图 2-3)。

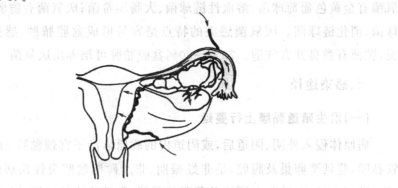

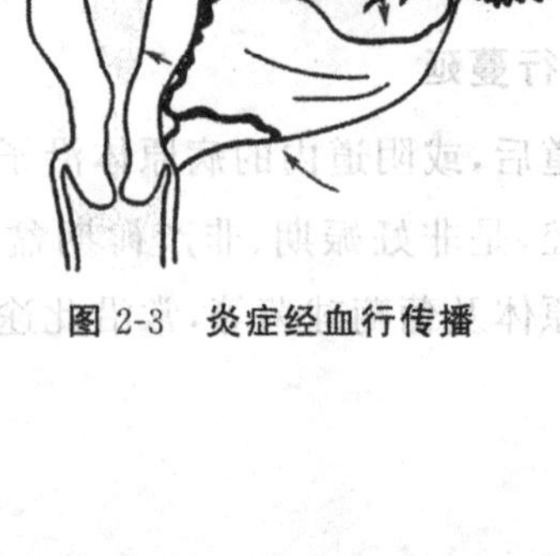

图 2-3　炎症经血行传播

(四)直接蔓延

腹腔其他脏器感染后，直接蔓延到内生殖器，如阑尾炎可引起右侧输卵管炎。

四、高危因素

了解高危因素利于盆腔炎性疾病的正确诊断及预防。

(一)年龄

据美国资料研究表明，盆腔炎性疾病的高发年龄为15～25岁。年轻妇女容易发生盆腔炎性疾病可能与频繁性活动、子宫颈柱状上皮异位、子宫颈黏液机械防御功能较差有关。

(二)性活动

盆腔炎性疾病多发生在性活跃期妇女，尤其是初次性交年龄小、有多个性伴侣、性交过频及性伴侣有性传播疾病者。

(三)下生殖道感染

下生殖道感染如淋病奈瑟菌性子宫颈炎、沙眼衣原体性子宫颈炎及细菌性阴道病与盆腔炎性疾病的发生密切相关。

(四)子宫腔内手术操作后感染

如刮宫术、输卵管通液术、子宫输卵管造影术、宫腔镜检查等，由于手术所致生殖道黏膜损伤、出血、坏死，导致下生殖道内源性病原体上行感染。

(五)性卫生不良

经期性交，使用不洁月经垫等，均可使病原体侵入而引起炎症。此外，低收入群体不注意性卫生保健，阴道冲洗者盆腔炎性疾病的发生率高。

(六)邻近器官炎症直接蔓延

如阑尾炎、腹膜炎等蔓延至盆腔，病原体以大肠埃希菌为主。

(七)盆腔炎性疾病再次急性发作

盆腔炎性疾病所致的盆腔广泛粘连、输卵管损伤、输卵管防御能力下降，容易造成再次感染，导致急性发作。

五、病理及发病机制

(一)急性子宫内膜炎及子宫肌炎

子宫内膜充血、水肿，有炎性渗出物，严重者内膜坏死、脱落形成溃疡。镜下见大量白细胞浸润，炎症向深部侵入形成子宫肌炎。

(二)急性输卵管炎、输卵管积脓、输卵管卵巢脓肿

急性输卵管炎症因病原体传播途径不同而有不同的病变特点。

1.炎症经子宫内膜向上蔓延

首先引起输卵管黏膜炎，输卵管黏膜肿胀、间质水肿及充血、大量中性粒细胞浸润，严重者输卵管上皮发生退行性变或成片脱落，引起输卵管黏膜粘连，导致输卵管管腔及伞端闭锁，若有脓液积聚于管腔内则形成输卵管积脓。淋病奈瑟菌及大肠埃希菌、类杆菌及普雷沃菌，除直接引起输卵管上皮损伤外，其细胞壁脂多糖等内毒素引起输卵管纤毛大量脱落，导致输卵管运输功能减退、丧失。因衣原体的热休克蛋白与输卵管热休克蛋白有相似性，感染后引起的交叉免疫反应可损伤输卵管，导致严重输卵管黏膜结构及功能破坏，并引起盆腔广泛粘连。

2.病原菌通过子宫颈的淋巴播散

通过宫旁结缔组织，首先侵及浆膜层，发生输卵管周围炎，然后累及肌层，而输卵管黏膜层可不受累或受累极轻。病变以输卵管间质炎为主，其管腔常可因肌壁增厚受压变窄，但仍能保持通畅。轻者输卵管仅有轻度充血、肿胀、略增粗；严重者输卵管明显增粗、弯曲，纤维素性脓性渗出物增多，造成与周围组织粘连。

卵巢很少单独发炎，白膜是良好的防御屏障，卵巢常与发炎的输卵管伞端粘连而发生卵巢周围炎，称为输卵管卵巢炎，也称附件炎。炎症可通过卵巢排卵的破孔侵入卵巢实质形成卵巢脓肿，脓肿壁与输卵管积脓粘连并穿通，形成输卵管卵巢脓肿。输卵管卵巢脓肿可为一侧或两侧，约半数是在可识别的急性盆腔炎性疾病初次发病后形成，另一部分是屡次急性发作或重复感染而形成。输卵管卵巢脓肿多位于子宫后方或子宫、阔韧带后叶及肠管间粘连处，可破入直肠或阴道，若破入腹腔则引起弥漫性腹膜炎。

(三)急性盆腔腹膜炎

盆腔内生殖器发生严重感染时，往往蔓延到盆腔腹膜，表现为腹膜充血、水肿，并有少量含纤维素的渗出液，形成盆腔脏器粘连。当有大量脓性渗出液积聚于粘连的间隙内，可形成散在脓肿；积聚于直肠子宫陷凹处形成盆腔脓肿，较多见。脓肿可破入直肠而使症状突然减轻，也可破入腹腔引起弥漫性腹膜炎。

(四)急性盆腔结缔组织炎

病原体经淋巴管进入盆腔结缔组织而引起结缔组织充血、水肿及中性粒细胞浸润。以宫旁结缔组织炎最常见，开始局部增厚，质地较软，边界不清，以后向两侧盆壁呈扇形浸润，若组织化脓形成盆腔腹膜外脓肿，可自发破入直肠或阴道。

(五)败血症及脓毒败血症

当病原体毒性强、数量多、患者抵抗力降低时，常发生败血症。发生盆腔炎性疾病后，若身体其他部位发现多处炎症病灶或脓肿者，应考虑有脓毒败血症存在，但需经血培养证实。

(六)肝周围炎(Fitz-Hugh-Curtis 综合征)

指肝包膜炎症而无肝实质损害的肝周围炎；淋病奈瑟菌及衣原体感染均可引起。由于肝包膜水肿，吸气时右上腹疼痛。肝包膜上有脓性或纤维渗出物，早期在肝包膜与前腹壁腹膜之间形成松软粘连，晚期形成琴弦样粘连。5%～10%的输卵管炎患者可出现肝周围炎，临床表现为继下腹痛后出现右上腹痛，或下腹疼痛与右上腹疼痛同时出现。

六、临床表现

可因炎症轻重及范围大小而有不同的临床表现。轻者无症状或症状轻微。常见症状为下腹痛、阴道分泌物增多。腹痛为持续性，活动或性交后加重。若病情严重可出现发热甚至高热、寒战、头痛、食欲缺乏。月经期发病可出现经量增多、经期延长。若有腹膜炎，出现消化系统症状如恶心、呕吐、腹胀、腹泻等。伴有泌尿系统感染可有尿急、尿频、尿痛症状。若有脓肿形成，可有下腹包块及局部压迫刺激症状；包块位于子宫前方可出现膀胱刺激症状，如排尿困难、尿频，若引起膀胱肌炎还可有尿痛等；包块位于子宫后方可有直肠刺激症状，出现腹泻、里急后重感和排便困难。若有输卵管炎的症状及体征，并同时有右上腹疼痛者，应怀疑有肝周围炎。

患者体征差异较大，轻者无明显异常发现，或妇科检查仅发现子宫颈举痛或宫体压痛或附件区压痛。严重病例呈急性病容，体温升高，心率加快，下腹部有压痛、反跳痛及肌紧张，甚至出现腹胀，肠鸣音减弱或消失。阴道可见脓性臭味分泌物；子宫颈充血、水肿，将子宫颈表面分泌物拭净，若见脓性分泌物从子宫颈口流出，说明子宫颈管黏膜或宫腔有急性炎症。子宫颈举痛；宫体稍大，有压痛，活动受限；子宫两侧压痛明显，若为单纯输卵管炎，可触及增粗的输卵管，压痛明显；若为输卵管积脓或输卵管卵巢脓肿，可触及包块且压痛明显，不活动；宫旁结缔组织炎时，可扪及宫旁一侧或两侧片状增厚，或两侧宫骶韧带高度水肿、增粗，压痛明显;若有盆腔脓肿形成且位置较低时,则后穹隆触痛明显,可在子宫直肠陷窝处触及包块,并可有波动感,三合诊检查更有利于了解盆腔脓肿的情况及与邻近器官的关系。

七、诊断

根据病史、症状、体征及实验室检查可做出初步诊断。由于盆腔炎性疾病的临床表现差异较大,临床诊断准确性不高(与腹腔镜相比,阳性预测值为65%~90%)。理想的盆腔炎性疾病诊断标准,既要敏感性高,能发现轻微病例,又要特异性强,避免非炎症患者应用抗生素。但目前尚无单一的病史、体征或实验室检查,既敏感又特异。由于临床正确诊断盆腔炎性疾病比较困难,而延误诊断又导致盆腔炎性疾病后遗症的发生。

最低诊断标准提示在性交频繁的年轻女性或者具有性传播疾病的高危人群,若出现下腹痛,并可排除其他引起下腹痛的原因,妇科检查符合最低诊断标准,即可给予经验性抗生素治疗。

附加标准可增加最低诊断标准的特异性,多数盆腔炎性疾病患者有子宫颈黏液脓性分泌物,或阴道分泌物0.9%氯化钠溶液湿片中见到大量白细胞,若子宫颈分泌物正常并且阴道分泌物镜下见不到白细胞,盆腔炎性疾病的诊断需慎重,应考虑其他引起腹痛的疾病。阴道分泌物检查还可同时发现是否合并阴道感染,如细菌性阴道病及滴虫阴道炎。

特异标准基本可诊断盆腔炎性疾病,但由于除超声检查及磁共振检查外,均为有创检查,特异标准仅适用于一些有选择的病例。腹腔镜诊断盆腔炎性疾病标准包括:①输卵管表面明显充血;②输卵管壁水肿;③输卵管伞端或浆膜面有脓性渗出物。腹腔镜诊断输卵管炎准确率高,并能直接采取感染部位的分泌物做细菌培养,但临床应用有一定局限性,如对轻度输卵管炎的诊断准确性较低、对单独存在的子宫内膜炎无诊断价值,因此并非所有怀疑盆腔炎性疾病的患者均需腹腔镜检查。

在做出盆腔炎性疾病的诊断后,需进一步明确病原体。子宫颈管分泌物及穹隆穿刺液的涂片、培养及核酸扩增检测病原体,虽不如通过剖腹探查或腹腔镜直接采取感染部位的分泌物做培养及药敏准确,但临床较实用,对明确病原体有帮助。涂片可做革兰染色,可以根据细菌形态为及时选用抗生素提供线索;培养阳性率高,并可做药敏试验。除病原体检查外,还可根据病史(如是否为性传播疾病高危人群)、临床症状及体征特点初步判断病原体。

八、鉴别诊断

盆腔炎性疾病应与急性阑尾炎、输卵管妊娠流产或破裂、卵巢囊肿蒂扭转或破裂等急症相鉴别。

九、治疗

主要为抗生素药物治疗，必要时可能需要手术介入。抗生素治疗可清除病原体，改善症状及体征，减少后遗症。经恰当的抗生素积极治疗，绝大多数盆腔炎性疾病能彻底治愈。抗生素的治疗原则：经验性、广谱、及时和个体化。初始治疗往往根据病史、临床表现及当地的流行病学推断病原体，给予经验性抗生素治疗。由于盆腔炎性疾病的病原体多为淋病奈瑟菌、衣原体及需氧菌、厌氧菌的混合感染，需氧菌及厌氧菌又有革兰阴性及革兰阳性之分，故抗生素的选择应涵盖以上病原体，选择广谱抗生素或联合用药。根据药敏试验选用抗生素较合理，但通常需在获得实验室结果后才能给予。在盆腔炎性疾病诊断48小时内及时用药将明显降低后遗症的发生。具体选用的方案根据医院的条件、患者的病情及接受程度、药物有效性及性价比等综合考虑选择个体化治疗方案。

(一)门诊治疗

若患者一般状况好，症状轻，能耐受口服抗生素，并有随访条件，可在门诊给予非静脉应用(口服或肌内注射)抗生素。

(二)住院治疗

若患者一般情况差，病情严重，伴有发热、恶心、呕吐；或有盆腔腹膜炎；或输卵管卵巢脓肿；或门诊治疗无效；或不能耐受口服抗生素；或诊断不清，均应住院给予抗生素药物治疗为主的综合治疗。

1.支持疗法

卧床休息，半卧位有利于脓液积聚于直肠子宫陷凹而使炎症局限。给予高热量、高蛋白、高维生素流食或半流食，补充液体，注意纠正电解质紊乱及酸碱失衡。高热时采用物理降温。尽量避免不必要的妇科检查以免引起炎症扩散，有腹胀者应行胃肠减压。

2.抗生素治疗

给药途径以静脉滴注收效快。

目前由于耐氟喹诺酮类药物淋病奈瑟菌株的出现，氟喹诺酮类药物不作为盆腔炎性疾病的首选药物。若存在以下因素：淋病奈瑟菌地区流行和个人危险因素低、有良好的随访条件、头孢菌素不能应用(对头孢菌素类药物过敏)等,可考虑应用氟喹诺酮类药物,但在开始治疗前,必须进行淋病奈瑟菌的检测。

3.手术治疗

主要用于抗生素控制不满意的输卵管卵巢脓肿或盆腔脓肿。手术指征如下。

(1)脓肿经药物治疗无效:输卵管卵巢脓肿或盆腔脓肿经药物治疗48~72小时,体温持续不降,患者中毒症状加重或包块增大者,应及时手术,以免发生脓肿破裂。

(2)脓肿持续存在:经药物治疗病情有好转,继续控制炎症数天(2~3周),包块仍未消失但已局限化,可手术治疗。

(3)脓肿破裂:突然腹痛加剧,寒战、高热、恶心、呕吐、腹胀,检查腹部拒按或有中毒性休克表现,应怀疑脓肿破裂。若脓肿破裂未及时诊治,死亡率高。因此,一旦怀疑脓肿破裂,需立即在抗生素治疗的同时行手术治疗。

手术可根据情况选择经腹手术或腹腔镜手术,也可行超声或CT引导下的穿刺引流。手术范围应根据病变范围、患者年龄、一般状态等全面考虑。以切除病灶为主要原则。年轻妇女应尽量保留卵巢功能,以采用保守性手术为主;年龄大、双侧附件受累或附件脓肿屡次发作者,可行全子宫及双附件切除术;对极度衰弱危重患者的手术范围须按具体情况决定,可在超声或CT引导下采用经皮引流技术。若盆腔脓肿位置低、突向阴道后穹隆时,可经阴道切开排脓,同时注入抗生素。

(三)中药治疗

主要为活血化瘀、清热解毒药物,如银翘解毒汤、安宫牛黄丸或紫血丹等。

十、性伴侣的治疗

对于盆腔炎性疾病患者出现症状前60天内接触过的性伴侣进行检查和治疗。如果最近一次性交发生在6个月前,则应对最后的性伴侣进行检查、治疗。在女性盆腔炎性疾病患者治疗期间应避免无保护性性交。

十一、随访

对于抗生素治疗的患者,应在72小时内随诊,明确有无临床情况的改善。若抗生素治疗有效,在治疗后的72小时内患者的临床表现应有改善,如体温下降,腹部压痛、反跳痛减轻,子宫颈举痛、子宫压痛、附件区压痛减轻。若此期间症状无改善,需进一步检查,重新进行评价,必要时腹腔镜或手术探查。无论其性伴侣接受治疗与否，建议沙眼衣原体和淋病奈瑟菌感染者治疗后3个月复查上述病原体。若3个月时未复查，应于治疗后1年内任意1次就诊时复查。

十二、盆腔炎性疾病后遗症

若盆腔炎性疾病未得到及时正确的诊断或治疗，可能会发生盆腔炎性疾病后遗症。主要病理改变为组织破坏、广泛粘连、增生及瘢痕形成，导致：①输卵管增生、增粗，输卵管阻塞；②输卵管卵巢粘连形成输卵管卵巢肿块；③若输卵管伞端闭锁、浆液性渗出物聚集形成输卵管积水或输卵管积脓或输卵管卵巢脓肿的脓液吸收，被浆液性渗出物代替形成输卵管积水或输卵管卵巢囊肿；④盆腔结缔组织表现为主、骶韧带增生、变厚，若病变广泛，可使子宫固定。

(一)临床表现

(1)不孕：输卵管粘连阻塞可致不孕。盆腔炎性疾病后不孕发生率为20%～30%。

(2)异位妊娠：盆腔炎性疾病后异位妊娠发生率是正常妇女的8～10倍。

(3)慢性盆腔痛：炎症形成的粘连、瘢痕及盆腔充血，常引起下腹部坠胀、疼痛及腰骶部酸痛，常在劳累、性交后及月经前后加剧。文献报道约20%的急性盆腔炎发作后遗留慢性盆腔痛。慢性盆腔痛常发生在盆腔炎性疾病急性发作后的4～8周。

(4)盆腔炎性疾病反复发作：由于盆腔炎性疾病造成的输卵管组织结构破坏，局部防御功能减退，若患者仍具有同样的高危因素，可造成再次感染导致盆腔炎性疾病反复发作。有盆腔炎性疾病病史者，约25%将再次发作。

(二)妇科检查

若为输卵管病变，则在子宫一侧或两侧触到呈索条状增粗的输卵管，并有轻度压痛；若为输卵管积水或输卵管卵巢囊肿，则在盆腔一侧或两侧触及囊性肿物，活动多受限；若为盆腔结缔组织病变，子宫常呈后倾后屈，活动受限或粘连固定，子宫一侧或两侧有片状增厚、压痛，宫骶韧带常增粗、变硬，有触痛。

(三)治疗

盆腔炎性疾病后遗症需根据不同情况选择治疗方案。不孕患者，多需要辅助生殖技术协助受孕。对慢性盆腔痛，尚无有效的治疗方法，对症处理或给予中药、理疗等综合治疗，治疗前需排除子宫内膜异位症等其他引起盆腔痛的疾病。盆腔炎性疾病反复发作者，抗生素药物治疗的基础上可根据具体情况，选择手术治疗。输卵管积水者需行手术治疗。

十三、预防

(1)注意性生活卫生,减少性传播疾病。对沙眼衣原体感染高危妇女(如年龄<25 岁、有新的性伙伴、多个性伴侣、性伴侣有性传播疾病、社会地位低)筛查和治疗可减少盆腔炎性疾病发生率。

(2)及时治疗下生殖道感染。虽然细菌性阴道病与盆腔炎性疾病相关,但检测和治疗细菌性阴道病能否降低盆腔炎性疾病发生率,至今尚不清楚。

(3)公共卫生教育,提高公众对生殖道感染的认识及预防感染的重要性。

(4)严格掌握妇科手术指征,做好术前准备,术时注意无菌操作,预防感染。

(5)及时治疗盆腔炎性疾病,防止后遗症发生。

第三章 女性生殖器官发育异常

第一节 外生殖器发育异常

女性外生殖器发育异常中较常见的有处女膜闭锁和外生殖器男性化。

一、处女膜闭锁

处女膜闭锁又称无孔处女膜，是发育过程中、阴道末端的泌尿生殖窦组织未腔化所致。由于无孔处女膜使阴道和外界隔绝，故阴道分泌物或月经初潮的经血排出受阻，积聚在阴道内。有时经血可经输卵管倒流至腹腔。若不及时切开，反复多次的月经来潮使积血增多，发展为子宫腔积血，输卵管可因积血粘连而伞端闭锁。

(一)临床表现

绝大多数患者至青春期发生周期性下腹坠痛，呈进行性加剧。严重者可引起肛门或阴道部胀痛和尿频等症状。检查可见处女膜膨出，表面呈蓝紫色；肛诊可扪及阴道膨隆，凸向直肠；并可扪及盆腔肿块，用手指按压肿块可见处女膜向外膨隆更明显。偶有幼女因大量黏液潴留在阴道内，导致处女膜向外凸出而确诊。盆腔 B 超检查可见子宫和阴道内有积液。

(二)治疗

先用粗针穿刺处女膜膨隆部，抽出积血可以送检进行细菌培养及抗生素敏感试验，而后再 X 形切开，排出积血，常规检查宫颈是否正常，切除多余的处女膜瓣，修剪处女膜，再用可吸收缝线缝合切口边缘，使开口成圆形，必要时术后给予抗感染药物。

二、外生殖器男性化

外生殖器男性化系外生殖器分化发育过程中受到大量雄激素影响所致。常见于真两性畸形、先天性肾上腺皮质增生或母体在妊娠早期接受具有雄激素作用的药物治疗。

(1)真两性畸形:染色体核型多为46,XX;46,XX/46,XY嵌合体;46XY少见。患者体内同时存在睾丸和卵巢两种性腺组织,较多见的是性腺内含有卵巢与睾丸组织,又称卵睾;也可能是一侧为卵巢,另一侧为睾丸。真两性畸形患者外生殖器的形态很不一致,多数为阴蒂肥大或阴茎偏小。

(2)先天性肾上腺皮质增生:为常染色体隐性遗传性疾病。系胎儿肾上腺皮质合成皮质酮或皮质醇的酶(如21-羟化酶、11β-羟化酶和3β-羟类固醇脱氢酶)缺乏,不能将17α-羟孕酮羟化为皮质醇或不能将孕酮转化为皮质酮,因此,其前质积聚,并向雄激素转化,产生大量雄激素。

(3)副中肾管无效抑制引起的异常:表现为外生殖器模糊,如雄激素不敏感综合征(即睾丸女性化综合征),患者虽然存在男性性腺,但因其雄激素敏感细胞质受体蛋白基因缺失,雄激素未能发挥正常的功能,副中肾管抑制因子水平低下,生殖器向副中肾管方向分化,形成女性外阴及部分阴道,使基因型为男性的患者出现女性表型。

(4)外在因素:影响生殖器官的药物主要为激素类药物。妊娠早期服用雄激素类药物,可发生女性胎儿阴道下段发育不全,阴蒂肥大及阴唇融合等发育异常;妊娠晚期服用雄激素可致阴蒂肥大。

(一)临床表现

阴蒂肥大,有时显著增大,似男性阴茎。严重者伴有阴唇融合,两侧大阴唇肥厚有皱,并有不同程度的融合,类似阴囊。

(二)诊断

1.病史和体征

询问患者母亲在妊娠早期是否曾接受具有雄激素作用的药物治疗,家族中有无类似畸形患者。检查时应了解阴蒂大小,尿道口与阴道口的位置,有无阴道和子宫。同时检查腹股沟与大阴唇,了解有无异位睾丸。

2.实验室检查

疑真两性畸形或先天性肾上腺皮质增生时,应检查染色体核型。前者染色体核型多样;后者则为46,XX。应行血内分泌测定,血睾酮呈高值;有条件者可查血清 17α-羟孕酮值，数值呈增高表现。

3.影像学检查

超声检查了解盆腔内性腺情况，必要时可磁共振成像帮助诊断。

4.性腺活检

可通过腹腔镜检查进行性腺活检，确定是否为两性畸形。

（三）治疗

应尊重患者的性别取向决定手术方式。多数取向女性，可行肥大阴蒂部分切除，使保留的阴蒂接近正常女性阴蒂大小，同时手术矫正外阴部其他畸形。

1.真两性畸形

腹腔内或腹股沟处的睾丸易发生恶变，应将腹腔内或腹股沟处的睾丸或卵睾切除，保留与外生殖器相适应的性腺，并按照患者意愿、患者疾病特点及家人愿望等因素确定性别取向。

2.先天性肾上腺皮质增生

先给予肾上腺皮质激素治疗，减少血清睾酮含量至接近正常水平，再做阴蒂部分切除整形术和其他畸形的相应矫正手术。

第二节 阴道发育异常

阴道由副中肾管（又称米勒管）和泌尿生殖窦发育而来。在胚胎第 6 周，在中肾管（又称午非管）外侧，体腔上皮向外壁中胚叶凹陷成沟，形成副中肾管。双侧副中肾管融合形成子宫和部分阴道。胚胎 6～7 周，原始泄殖腔被尿直肠隔分隔为泌尿生殖窦。在胚胎第 9 周，双侧副中肾管下段融合，其间的纵形间隔消失，形成子宫阴道管。泌尿生殖窦上端细胞增生，形成实质性的窦阴道球，并进一步增殖形成阴道板。自胚胎 11 周起，阴道板开始腔化，形成阴道。目前大多数研究认为，阴道是副中肾管在雌激素的影响下发育而成的，从胚胎第 5 周体腔上皮卷折到胚胎第8 周与泌尿生殖窦融合，其间任何时间副中肾管发育停止，泌尿生殖窦发育成阴道的过程都会停止。因此副中肾管的形成和融合过程异常以及其他致畸因素均可引起阴道的发育异常。临床上可见以下几种阴道发育异常。

一、先天性无阴道

先天性无阴道系双侧副中肾管发育不全或双侧副中肾管尾端发育不良所致。目前所知，先天性无阴道既非单基因异常的结果，也非致癌物质所致。发生率为1/5 000～1/4 000，先天性无阴道几乎均合并无子宫或仅有始基子宫，卵巢功能多为正常。

（一）临床表现

原发性闭经及性生活困难。极少数具有内膜组织的始基子宫患者因经血无正常流出通道，可表现为周期性腹痛。检查可见患者体格、第二性征以及外阴发育正常，但无阴道口，或仅在前庭后部见一浅凹。偶见短浅阴道末端。常伴子宫发育不良（无子宫或始基子宫）。45%～50%的患者伴有泌尿道异常，10%伴有脊椎异常。此病须与处女膜闭锁和雄激素不敏感综合征相鉴别。肛诊时，处女膜闭锁可扪及阴道内肿块，向直肠膨隆，子宫正常或增大，B超检查有助于鉴别诊断。雄激素不敏感综合征为X连锁隐性遗传病，染色体核型为46,XY；血清睾酮为男性水平。而先天性无阴道为46,XX；血清睾酮为女性水平。

（二）治疗

1.模具顶压法

用木质或塑料阴道模具压迫阴道凹陷，使其扩张并延伸到接近正常阴道的长度。适用于无子宫且阴道凹陷组织松弛者。

2.阴道成形术

方法多种，各有利弊。常见术式有羊膜阴道成形术、盆腔腹膜阴道成形术、乙状结肠代阴道术、皮瓣阴道成形术和外阴阴道成形术等多种方法。若有正常子宫，应设法使阴道与宫颈连通。

二、阴道闭锁

（一）定义

阴道闭锁为泌尿生殖窦未参与形成阴道下段所致。根据闭锁的解剖学特点将其分为两种类型。

1.Ⅰ型阴道闭锁

闭锁位于阴道下段，长度为2～3 cm，其上多为正常阴道，子宫体及子宫颈均正常。

2.Ⅱ型阴道闭锁

即阴道完全闭锁，多合并有子宫颈发育不良，子宫体正常或畸形，内膜可有正常分泌功能。

（二）临床表现

症状与处女膜闭锁相似，绝大多数表现为青春期后出现逐渐加剧的周期性下腹痛，但无月经来潮。严重者伴有便秘、肛门坠胀、尿频或尿潴留等症状。检查时无阴道开口，但闭锁处黏膜表面色泽正常，也不向外膨隆，肛查可扪及向直肠凸出的阴道积血包块，其位置较处女膜闭锁高。

（三）治疗

治疗应尽早手术。

1.Ⅰ型阴道闭锁

术时应先用粗针穿刺阴道黏膜，抽到积血并以此为指示点，切开闭锁段阴道，排出积血，常规检查宫颈是否正常，切除多余闭锁的纤维结缔组织，充分扩张闭锁段阴道，利用已游离的阴道黏膜覆盖创面。术后放置模型，定期扩张阴道以防粘连、瘢痕挛缩。

2.Ⅱ型阴道闭锁

可先行腹腔镜探查术，了解子宫发育情况、盆腔内有无子宫内膜异位及粘连。对子宫畸形、子宫发育不良或继发重度子宫内膜异位症者，可切除子宫。如保留子宫则需行阴道成形术、宫颈再造术及阴道子宫接通术，且手术效果欠佳。

三、阴道纵隔

（一）定义

阴道纵隔为双侧副中肾管会合后，其尾端纵隔未消失或部分消失所致。纵隔多位于正中，也可偏于一侧或同时伴有一侧的阴道下段闭锁。可分为完全纵隔与不完全纵隔两种。完全纵隔也称双阴道，常合并双宫颈、双子宫。

（二）临床表现

（1）阴道完全纵隔者无症状，不影响性生活，也可经阴道分娩。不完全纵隔者可有性交困难或不适，或分娩时胎先露下降受阻，导致产程进展缓慢。

（2）妇科检查即可确诊：阴道检查可见阴道被一纵形黏膜壁分为两条纵行通道，黏膜壁上端近宫颈，完全纵隔下端达阴道口，不完全纵隔未达阴道口。

(三)治疗

如无症状、不影响性生活和分娩者,可不予治疗,否则应行纵隔切除术,缝合创面,以防粘连。如分娩时发现且阻碍先露下降时,可将纵隔中央切断,胎儿娩出后再将多余的黏膜瓣切除,缝合黏膜边缘。

四、阴道斜隔

(一)定义

阴道斜隔或阴道斜隔综合征:阴道纵隔末端偏离中线向一侧倾斜与阴道壁融合,形成双阴道,一侧与外界相通,另一侧为阴道盲端或有孔,常合并双子宫、双宫颈,伴有同侧泌尿系统发育异常。

病因尚不明确。可能是副中肾管向下延伸未到泌尿生殖窦形成一盲端所致。

(二)病理分型

1.Ⅰ型为无孔斜隔

隔后的子宫与外界及另侧子宫完全隔离,宫腔积血聚积在隔后腔。

2.Ⅱ型为有孔斜隔

隔上有一数毫米的小孔,隔后子宫与另侧子宫隔绝,经血通过小孔滴出,引流不畅。

3.Ⅲ型为无孔斜隔合并宫颈瘘管

在两侧宫颈间或隔后腔与对侧宫颈之间有小瘘管,有隔一侧子宫经血可通过另一侧宫颈排出,引流也不通畅。

(三)临床表现

发病年龄较轻,月经周期正常,三型均有痛经。

1.Ⅰ型

痛经较重,平时一侧下腹痛。阴道内可触及侧方包块,张力大;宫腔积血时可触及子宫增大;如经血逆流,附件区可触及包块。

2.Ⅱ型及Ⅲ型

经期延长,月经间期阴道少量褐色分泌物或陈旧血淋漓不净,脓性分泌物有臭味。检查阴道侧壁或侧穹隆可触及囊性肿物,张力较小,压迫时有陈旧血流出。

(四)诊断

月经周期正常,有痛经及一侧下腹痛;经期延长,经间期淋漓出血,分泌物增多有异味。妇科检查一侧穹隆或阴道壁有囊肿,增大子宫及附件肿物。局部消毒后在囊肿下部穿刺,抽出陈旧血,即可诊断。B超检查可见一侧宫腔积血,阴道旁囊肿,同侧肾缺如。子宫碘油造影检查可显示Ⅲ型者宫颈间的瘘管。有孔斜隔注入碘油,可了解隔后腔情况。必要时应做泌尿系统造影检查。

(五)治疗

斜隔切开引流,由囊壁小孔或穿刺定位,上下剪开斜隔,暴露宫颈。沿斜隔附着处,做菱形切除,边缘电凝止血或油纱卷压迫24～48小时,一般不放置阴道模型。

五、阴道横隔

(一)定义

两侧副中肾管会合后与泌尿生殖窦相接处未贯通,或阴道板腔道化时在不同部位未完全腔化贯通致阴道横隔形成。横隔可位于阴道的任何位置,以中上段交界处为多见。隔上有小孔称不全性横隔,无孔称完全性横隔。

(二)临床表现

1.不全性横隔

临床症状因横隔位置高低、孔径大小而有不同表现。如孔大、位置高,经血通畅、不影响性生活者,可无不适症状。个别在分娩时影响胎先露下降才得以发现。如横隔上孔小,则经血不畅、淋漓不净,易感染,有异味白带。检查见阴道短,横隔上有孔,看不到宫颈。

2.完全性横隔

原发性闭经伴周期性腹痛,症状同Ⅰ型阴道闭锁。肛查时阴道上方囊性包块,子宫可增大。

(三)诊断

根据症状及妇科检查不难诊断。当横隔位于阴道顶端,接近宫颈时,应了解有无宫颈先天性闭锁。B超或磁共振有助于诊断。

(四)治疗

因横隔可影响分娩,完全性横隔可阻碍经血排出,故发现横隔应及时切开,环形切除多余部分，间断缝合创面切缘。术后需放置模型，以防粘连。如分娩时发现横隔，横隔薄者可切开横隔，经阴道分娩。如横隔较厚，应行剖宫产术，并将横隔上的小孔扩大，以利恶露排出。

第三节　子宫颈与子宫发育异常

子宫颈(简称宫颈)形成在胚胎14周左右，由于副中肾管尾端发育不全或发育停滞所致宫颈发育异常，主要包括宫颈缺如、宫颈闭锁、先天性宫颈管狭窄、宫颈角度异常、先天性宫颈延长症伴宫颈管狭窄、双宫颈等宫颈发育异常。

一、先天性宫颈闭锁

临床上罕见。若患者子宫内膜有功能时，青春期后可因宫腔积血而出现周期性腹痛，经血还可经输卵管逆流入腹腔，引起盆腔子宫内膜异位症。治疗可手术穿通宫颈，建立人工子宫阴道通道或行子宫切除术。

二、子宫发育异常

子宫发育异常是女性生殖器官发育异常中最常见的一种，是因副中肾管在胚胎时期发育、融合、吸收的某一过程停滞所致。

(一)子宫未发育或发育不良

1.先天性无子宫

因双侧副中肾管形成子宫段未融合，退化所致。常合并无阴道。卵巢发育正常。

2.始基子宫

双侧副中肾管融合后不久即停止发育，子宫极小，仅长1～3 cm。多数无宫腔或为一实体肌性子宫。偶见始基子宫有宫腔和内膜。卵巢发育可正常。

3.幼稚子宫

双侧副中肾管融合后不久即停止发育，子宫极小，卵巢发育正常。

(1)临床表现：先天性无子宫或实体性的始基子宫无症状。常因青春期后无月经就诊，经检查才发现。具有宫腔和内膜的始基子宫、若宫腔闭锁或无阴道者，可因月经血潴留或经血倒流出现周期性腹痛。幼稚子宫月经稀少或初潮延迟，常伴痛经。检查可见子宫体小，宫颈相对较长，宫体与宫颈之比为 1∶1 或 2∶3。子宫可呈极度前屈或后屈。

(2)治疗：先天性无子宫、实体性始基子宫可不予处理。始基子宫或幼稚子宫有周期性腹痛提示存在宫腔积血者，需手术切除。

(二)单角子宫与残角子宫

1.单角子宫

单角子宫是一种子宫发育异常，其特征在于仅一侧副中肾管正常发育形成单角子宫，同侧卵巢功能正常。另侧副中肾管完全未发育或未形成管道，未发育侧卵巢、输卵管和肾脏也往往同时缺少。

2.残角子宫

一侧副中肾管发育，另一侧副中肾管中下段发育缺陷，形成残角子宫。有正常输卵管和卵巢，但常伴有同侧泌尿器官发育畸形。约 65% 单角子宫合并残角子宫。根据残角子宫与单角子宫解剖上的关系，分为 3 种类型：①Ⅰ型残角子宫有宫腔，并与单角子宫腔相通；②Ⅱ型残角子宫有宫腔，但与单角子宫腔不相通；③Ⅲ型为实体残角子宫，仅以纤维带相连单角子宫。

(1)临床表现：单角子宫无症状。残角子宫若内膜有功能，但其宫腔与单角宫腔不相通者，往往因月经血倒流或宫腔积血出现痛经，也可发生子宫内膜异位症。检查可见单角子宫偏小、梭形、偏离中线。伴有残角子宫者可在子宫一侧扪及较子宫小的硬块，易误诊卵巢肿瘤。若残角子宫腔积血时可扪及肿块，有触痛，残角子宫甚至较单角子宫增大。子宫输卵管碘油造影、B 超检查、磁共振成像有助于正确诊断。

(2)治疗：单角子宫不予处理。孕期加强监护，及时发现并发症予以处理。非孕期Ⅱ型残角子宫确诊后应切除。早、中期妊娠诊断明确，及时切除妊娠的残角子宫，避免子宫破裂。晚期妊娠行剖宫产后，需警惕胎盘粘连或胎盘植入，造成产后大出血。切除残角子宫时将同侧输卵管间质部、卵巢固有韧带及圆韧带固定于发育对侧宫角部位。

(三)双子宫

双子宫为两侧副中肾管未融合，各自发育形成两个子宫和两个宫颈。两个宫颈可分开或相连；宫颈之间也可有交通管，也可为一侧子宫颈发育不良、缺如，常有一小通道与对侧阴道相通。双子宫可伴有阴道纵隔或斜隔。

1.临床表现

患者多无自觉症状。伴有阴道纵隔可有性生活不适。伴阴道无孔斜隔时可出现痛经;伴有孔斜隔者于月经来潮后有阴道少量流血,呈陈旧性且淋漓不尽,或少量褐色分泌物。检查可扪及子宫呈分叉状。宫腔探查或子宫输卵管碘油造影可见两个宫腔。伴阴道纵隔或斜隔时,检查可见相应的异常。

2.治疗

一般不予处理。当有反复流产,应除外染色体、黄体功能及免疫等因素。伴阴道斜隔应做隔切除术。

(四)双角子宫

双角子宫是双侧中肾管融合不良所致,分两类:①完全双角子宫(从宫颈内口处分开);②不全双角子宫(宫颈内口以上处分开)。

1.临床表现

一般无症状。有时双角子宫月经量较多并伴有程度不等的痛经。检查可扪及宫底部有凹陷。B超检查、磁共振成像和子宫输卵管碘油造影有助于诊断。

2.治疗

双角子宫一般不予处理。若双角子宫出现反复流产时,应行子宫整形术。

(五)纵隔子宫

纵隔子宫为双侧副中肾管融合后,纵隔吸收受阻所致,分两类:①完全纵隔子宫(纵隔由宫底至宫颈内口之下);②不全纵隔子宫(纵隔终止于宫颈内口之上)。

1.临床表现

一般无症状。纵隔子宫可致不孕。纵隔子宫流产率为26%～94%,妊娠结局最差。检查可见完全纵隔者宫颈外口有一隔膜。B超检查、磁共振成像和子宫输卵管碘油造影可以辅助诊断,宫腔镜和腹腔镜联合检查可以明确诊断。

2.治疗

纵隔子宫影响生育时,宫底楔形切除纵隔是传统治疗方法。目前采用在腹腔镜监视下,通过宫腔镜切除纵隔是主要治疗纵隔子宫的手术方法。手术简单、安全、微创,妊娠结局良好。

(六)弓形子宫

弓形子宫为宫底部发育不良,中间凹陷,宫壁略向宫侧突出。

1.临床表现

一般无症状。检查可扪及宫底部有凹陷;凹陷浅者可能为弓形子宫。B超、磁共振成像和子宫输卵管碘油造影有助于诊断。

2.治疗

弓形子宫一般不予处理。若出现反复流产时,应行子宫整形术。

(七)己烯雌酚所致的子宫发育异常

妊娠2个月内服用己烯雌酚(DES)可导致副中肾管的发育缺陷,女性胎儿可发生子宫发育不良,如狭小T形宫腔、子宫狭窄带、子宫下段增宽以及宫壁不规则。其中,以T形宫腔常见(42%～62%)。T形宫腔也可见于母亲未服用者DES,称DES样子宫。

1.临床表现

一般无症状,常在子宫输卵管碘油造影检查时发现。由于DES可致宫颈功能不全,故早产率增加。妇科检查无异常。诊断依靠子宫输卵管碘油造影。

2.治疗

一般不予处理。宫颈功能不全者可在妊娠14～16周行宫颈环扎术。

第四节 卵巢发育异常

卵巢发育异常因原始生殖细胞迁移受阻或性腺形成移位异常所致,有以下几种情况。

一、卵巢未发育或发育不良

单侧或双侧卵巢未发育极罕见。单侧或双侧发育不良卵巢外观色白,细长索状,又称条索状卵巢。发育不良卵巢切面仅见纤维组织,无卵泡。临床表现为原发性闭经或初潮延迟、月经稀少和第二性征发育不良。常伴内生殖器或泌尿器官异常。多见于特纳综合征患者。B超检查、腹腔镜检查有助于诊断,必要时行活体组织检查和染色体核型检查。

二、异位卵巢

卵巢形成后仍停留在原生殖嵴部位,未下降至盆腔内。卵巢发育正常者无症状。

三、副卵巢

罕见。一般偏离正常卵巢部位,可出现在腹膜后。无症状,多在因其他疾病手术时发现。若条索状卵巢患者染色体核型为XY,卵巢发生恶变的频率较高,确诊后应予切除。临床特殊情况的思考和建议如下。

(一)副中肾管无效抑制引起的异常

性腺发育异常合并副中肾管无效抑制时,表现为外生殖器模糊,如雄激素不敏感综合征。患者虽然存在男性性腺,但其雄激素敏感细胞质受体蛋白基因缺失,雄激素未能发挥正常的功能,副中肾管抑制因子水平低下,生殖器向副中肾管方向分化,形成女性外阴及部分阴道发育。临床上常表现为雄激素不敏感综合征,该类患者其基因性别是染色体46,XY。患者女性第二性征幼稚型,无月经来潮,阴道发育不全,无子宫或残角子宫,雄激素达到男性水平,但无男性外生殖器,性腺未下降至阴囊,多位于盆腔或腹股沟部位,但是为满足其社会性别的需要,阴道发育不良者,在患者有规律性生活时行阴道重建手术。可考虑行腹膜代阴道、乙状结肠代阴道,阴道模具顶压法等治疗,同时切除性腺,手术后激素替代维持女性第二性征。阴道部分发育者,只需切除性腺即可。

(二)女性生殖道畸形患者发生泌尿系统畸形

由于生殖系统与泌尿系统在原始胚胎的发生发展过程中互为因果、相互影响,因此,生殖系统畸形往往合并泌尿系统畸形,特别是生殖道不对称性畸形如阴道斜隔综合征、残角子宫等,如阴道斜隔伴同侧肾脏缺如或异位单肾畸形,双侧或单侧马蹄肾。目前,对于生殖道畸形合并泌尿系统畸形的诊断,通常是通过患者所表现出来的痛经、月经从未来潮或下腹痛、盆腔包块等妇科症状,然后才进一步检查是否有泌尿系统畸形的。这样往往是在女性青春期以后甚至是围绝经期才得以发现,从而延误诊断,诱发妇科多种疾病的发生。同时未能对肾脏发育异常做出诊断,对单侧肾脏的功能保护也存在隐患。因此,如何早期诊断早期发现,对于生殖系统疾病的预防和泌尿系统功能的保护有非常现实的意义。诊断方法包括常规行盆腔及泌尿系统彩色三维B超检查,并行静脉肾盂造影(IVP),必要时行输卵管碘油造影(HSG)。还可以应用腹腔镜、MRI及CT进行诊断。对于生殖道畸形合并泌尿系统畸形的治疗主要是解决患者的生殖器畸形,解除患者症状并进行生殖器整形。

(三)条索状卵巢

临床表现为原发性卵巢功能低下,大多数为原发闭经,少数患者月经初潮后来几次月经即发生闭经。临床治疗目的在于促进身材发育,第二性征及生殖道发育,建立人工周期。

第四章 女性性传播疾病

第一节 淋 病

淋病是目前世界上发病率最高的性传播疾病，病原菌为淋病奈瑟菌。它在潮湿、温度 35～36 ℃的条件下适宜生长，在完全干燥的环境中只能存活 1～2 小时，在常用消毒剂或肥皂液中数分钟就能使其灭活。男性淋病患者早期多有症状，因此可以早期治愈。但是，对于女性患者，大部分无明显症状，发现时已有合并症存在。淋病可以引起盆腔炎性疾病，继而导致不孕或异位妊娠。推荐每年对＜25 岁、有性生活的女性及有感染风险的高龄女性进行淋病筛查。

一、传播途径

病菌主要通过性接触传播，通过一次性交，女性患者传染给男性的机会是 20％，男性患者传染给女性的机会则高达 90％。一般在不洁性交或接触了淋病患者不洁的内裤、被褥、毛巾、寝具等 2～10 天发病。肛交和口交可以分别感染直肠和口咽部，引起淋球菌性直肠炎及淋球菌性咽喉炎。孕妇若患有淋病，分娩时胎儿经过产道可能被传染而发生淋球性眼炎。儿童感染：多为间接传染。

二、发病机制

（一）对上皮的亲和力

淋球菌对柱状上皮和移行上皮有特别的亲和力。男女性尿道，女性宫颈覆盖柱状上皮和移行上皮，故易受淋球菌侵袭，而男性舟状窝和女性阴道为复层扁平上皮覆盖，对其抵抗力较强，一般不受侵犯，或炎症很轻，故成年妇女淋菌性阴道炎少见。幼女由于阴道黏膜为柱状上皮，因此易于受染。皮肤不易被淋球菌感染，罕见有原发性淋球菌皮肤感染。人类对淋球菌无先天免疫性，痊愈后可发生再感染。

（二）黏附

淋球菌菌毛上的特异性受体可与黏膜细胞相应部位结合；其外膜蛋白Ⅱ可介导黏附过程；它还可释放 IgA 分解酶，抗拒细胞的排斥作用。这样，淋球菌与上皮细胞迅速黏合。微环境中的酸碱度、离子桥、疏水结构和性激素等也可促进黏附过程。

（三）侵入与感染

淋球菌吸附于上皮细胞的微绒毛，其外膜蛋白Ⅰ转移至细胞膜内，然后淋球菌被细胞吞噬而进入细胞内。淋球菌菌毛可吸附于精子上，可迅速上行到宫颈管。宫颈管的黏液可暂时阻止淋球菌至宫腔，而在宫颈的柱状上皮细胞内繁殖致病。淋球菌一旦侵入细胞，就开始增殖，并损伤上皮细胞。细胞溶解后释放淋球菌至黏膜下间隙，引起黏膜下层的感染。

（四）病变形成

淋球菌侵入黏膜下层后继续增殖，在 36 小时内繁殖下一代。通过其内毒素脂多糖、补体和 IgM 等协同作用，形成炎症反应，使黏膜红肿。同时，由于白细胞的聚集和死亡，上皮细胞的坏死与脱落，出现了脓液。腺体和隐窝开口处病变最为严重。

（五）蔓延播散

淋球菌感染后造成的炎症可沿泌尿、生殖道蔓延播散，在男性可扩展至前列腺、精囊腺、输精管和附睾，在女性可蔓延到子宫、输卵管和盆腔。严重时淋球菌可进入血液向全身各个组织器官播散，导致播散性感染。

三、临床表现

潜伏期 1～10 天，平均 3～5 天，50％～70％的妇女感染淋菌后，无明显临床症状，易被忽略，但仍具有传染性。有些女性仅表现为“阴道分泌物”增多而不予注意。

（一）下生殖道感染

淋病奈瑟菌感染最初引起尿道炎、宫颈管黏膜炎、前庭大腺炎，被称为无并发症淋病。尿道炎表现为尿频、尿急、尿痛，排尿时尿道口灼热感，检查可见尿道口红肿、触痛，经阴道前壁向耻骨联合方向挤压尿道或尿道旁腺，可见脓性分泌物流出。宫颈黏膜炎表现为阴道脓性分泌物增多，外阴瘙痒或灼热感，偶有下腹痛。检查可见宫颈明显充血水肿、糜烂，有脓性分泌物从宫颈口流出，宫颈触痛，触之易出血。若有前庭大腺炎，可见腺体开口处红肿、触痛、溢脓，若腺管阻塞可形成脓肿。淋病奈瑟菌可同时感染以上部位，因而临床表现往往为数种症状并存。

(二)上生殖道感染

无并发症淋病未经治疗或治疗不当，淋病奈瑟菌可上行感染至盆腔脏器，导致淋菌性盆腔炎性疾病(GPID)，包括急性输卵管炎、子宫内膜炎、继发性输卵管卵巢脓肿、盆腔腹膜炎和盆腔脓肿等。10%～15%的淋菌性子宫内膜炎可上行感染，发生淋菌性盆腔炎、输卵管炎、卵巢炎、附件炎及宫体炎。可引起输卵管阻塞、积水及不孕。如与卵巢粘连，可导致输卵管卵巢脓肿，一旦脓肿破裂可引起化脓性腹膜炎。66%～77%的盆腔炎多发生于月经后，主要见于年轻育龄妇女。多在经期或经后1周内发病，起病急，典型症状为双侧下腹剧痛，一侧较重，发热、全身不适，发热前可有寒战，常伴食欲缺乏、恶心和呕吐。患者多有月经延长或不规则阴道出血，脓性白带增多等。若脓液由开放的输卵管伞端流入子宫直肠陷凹，刺激该处腹膜而产生肛门坠痛感。健康检查下腹两侧深压痛，若有盆腔腹膜炎则可有腹壁肌紧张及反跳痛。妇科检查宫颈外口可见脓性分泌物流出，宫颈充血、水肿、举痛，双侧附件增厚、压痛。若有输卵管卵巢脓肿，可触及附件囊性包块，压痛明显。

(三)播散性淋病

播散性淋病也称为淋菌性败血症，是指淋病奈瑟菌通过血液循环传播，引起全身性疾病，病情严重，若不及时治疗可危及生命。1%～3%的淋病可发生播散性淋病，早期菌血症可出现高热、寒战、皮损、不对称的关节受累以及全身症状，晚期则表现为永久性损害，例如关节炎、心内膜炎、心包炎、胸膜炎、肺炎、脑膜炎等全身病变。确诊主要根据临床表现和血液、关节液、皮损部位渗出物淋菌培养阳性。

但有特殊情况，即孕期淋病：妊娠对淋病的表现无明显影响，但是淋病对母婴都有影响。孕早期感染淋病可致流产；晚期可引起绒毛膜羊膜炎，而致胎膜早破、早产，胎儿生长受限。分娩时产道损伤、产妇抵抗力差；产褥期淋菌易扩散，引起产妇子宫内膜炎、输卵管炎，严重者引起播散性淋病。约1/3新生儿通过淋病孕妇的软产道时可感染淋病奈瑟菌，出现新生儿淋球菌性眼炎，若治疗不及时，可发展成角膜溃疡、角膜穿孔甚至失明。

四、诊断

(一)核酸扩增试验(NAATs)

美国食品药品管理局(FDA)批准应用培养法和 NAATs 诊断 NG。NAATs 可用于检测宫颈拭子、阴道拭子、尿道拭子(男性)和尿液标本(女性与男性)等。FDA 尚未批准应用 NAATs 检测直肠、咽部与结膜标本。但临床实验室改进修正案(CLIA)认证的实验室可以应用 NAATs 检测直肠、咽部与结膜标本。通常 NAATs 检测生殖道和非生殖道 NG 的灵敏度优于培养。如果怀疑或证明治疗失败,需要同时行细菌培养和药敏试验。

(二)培养法

标本在选择培养基上培养可明确诊断,并可以进行药敏试验,可应用于各种临床标本。从治疗失败患者中分离的菌株要进行药敏试验。此为诊断淋病的金标准。先拭去宫颈口分泌物,用棉拭子插入宫颈管 1.5～2.0 cm,转动并停留 20～30 秒,取出分泌物进行标本分离培养,注意保湿、保暖,立即送检、接种。培养阳性率为 80.0%～90.5%。若需要确诊试验,可对培养的淋菌进行糖发酵试验及直接免疫荧光染色检查。

(三)革兰染色涂片

男性尿道分泌物涂片行革兰染色,镜下可见大量多形核白细胞,多个多形核白细胞内可见数量不等的革兰阴性双球菌,特异度>99%,灵敏度>95%。革兰染色涂片对宫颈管、直肠和咽部 NG 感染检出率低,对于女性患者,仅为 40%～60%,且宫颈分泌物中的有些细菌与淋菌相似,可有假阳性,只能作为筛查手段。不推荐应用。尿道分泌物亚甲基蓝(MB)/结晶紫(GV)染色镜检可替代培养法。

(四)其他

对所有的淋病患者测试其他性传播疾病(STD),包括沙眼衣原体感染、梅毒和人类免疫缺陷病毒(HIV)。对于孕期淋病,妊娠期淋病严重影响母儿健康,多数淋病孕妇无症状,因此对高危孕妇(即性活跃期妇女或具有其他个体或群体的风险因素),产前检查时应取宫颈管分泌物培养,以便及时诊断治疗。

五、治疗

(一)一般原则

早期诊断,早期治疗,使用敏感抗生素,遵循及时、足量、规则用药的原则;根据不同的病情采用不同的治疗方案；治疗后应进行随访；性伴应同时进行检查和治疗。告知患者在其本人和性伴完成治疗前禁止性行为。由于耐青霉素的菌株增多，目前选用的抗生素以第三代头孢菌素类及喹诺酮类药物为主。无合并症的淋病，推荐大剂量单次给药，以保证足够的血药浓度灭菌，推荐药物的治愈率大于97%。合并症淋病，应该连续每天给药，并保证足够治疗时间。注意多重病原体感染，一般应同时用抗沙眼衣原体的药物或常规检测有无沙眼衣原体感染，也应作梅毒血清学检测以及 HIV 咨询与检测。

(二)治疗方案

1.无并发症淋病

(1)淋菌性尿道炎、子宫颈炎、直肠炎。推荐方案：头孢曲松 250 mg，单次肌内注射；或大观霉素 2 g(宫颈炎 4 g)，单次肌内注射；如果衣原体感染不能排除，加抗沙眼衣原体感染药物。替代方案：头孢噻肟 1 g，单次肌内注射；或其他第3代头孢菌素类，如已证明其疗效较好，亦可选作替代药物。如果衣原体感染不能排除，加抗沙眼衣原体感染药物。

(2)儿童淋病：体重>45 kg 者按成人方案治疗，体重<45 kg 者按以下方案治疗。推荐方案：头孢曲松 25～50 mg/kg(最大不超过成人剂量)，单次肌内注射；或大观霉素 40 mg/kg(最大剂量 2 g)，单次肌内注射。如果衣原体感染不能排除，加抗沙眼衣原体感染药物：阿奇霉素 1 g，单次口服或多西环素 100 mg，每天 2 次，口服 7 天。

2.有并发症淋病

(1)淋菌性盆腔炎门诊治疗方案：头孢曲松 250 mg，每天 1 次肌内注射，共 10 天；加服多西环素 100 mg，每天 2 次，共 14 天；加口服甲硝唑 400 mg，每天 2 次，共 14 天。

(2)住院治疗推荐方案 A：头孢替坦 2 g，静脉滴注，每 12 小时 1 次；或头孢西丁 2 g，静脉滴注，每 6 小时 1 次，加多西环素 100 mg，静脉滴注或口服，每 12 小时 1 次。如果患者能够耐受，多西环素尽可能口服。在患者情况允许的条件下，头孢替坦或头孢西丁的治疗不应<1 周。对治疗 72 小时内临床症状改善者，在治疗 1 周时酌情考虑停止肠道外治疗，并继以口服多西环素 100 mg，每天 2 次，加口服甲硝唑 500 mg，每天 2 次，总疗程 14 天。

(3)住院治疗推荐方案 B：克林霉素 900 mg，静脉滴注，每 8 小时 1 次，加庆大霉素负荷量(2 mg/kg)，静脉滴注或肌内注射，随后给予维持量(1.5 mg/kg)，每 8 小时 1 次，也可每天 1 次给药。

注意:患者临床症状改善后24小时可停止肠道外治疗,继以口服多西环素100 mg,每天2次;或克林霉素450 mg,每天4次,连续14天为1个疗程。多西环素静脉给药疼痛明显,与口服途径相比没有任何改善;孕期或哺乳期妇女禁用四环素、多西环素。妊娠头3个月内应避免使用甲硝唑。

3.播散性淋病

推荐住院治疗。需检查有无心内膜炎或脑膜炎。如果衣原体感染不能排除,应加抗沙眼衣原体感染药物。推荐方案:头孢曲松1 g,每天1次肌内注射或静脉滴注,共≥10天。替代方案为大观霉素2 g,肌内注射,每天2次,共≥10天。淋菌性关节炎者,除髋关节外,不宜施行开放性引流,但可以反复抽吸,禁止关节腔内注射抗生素。淋菌性脑膜炎经上述治疗的疗程约2周,心内膜炎疗程>4周。

妊娠期感染推荐方案:头孢曲松250 mg,单次肌内注射;或大观霉素4 g,单次肌内注射。如果衣原体感染不能排除,加抗沙眼衣原体感染药物,禁用四环素类和喹诺酮类药物。对于所有新生儿,无论母亲有无淋病,即以1%硝酸银滴眼,预防新生儿淋菌性结膜炎,已成为淋病常规筛查的指南。

4.随访

单纯淋菌感染:用推荐方案或可选择的方案,治疗结束时不需要检查评估疗效。治疗后持续有症状者或持续感染的患者应做淋菌培养,同时还需要检测其他病原体,因为持续的尿道炎、宫颈炎、直肠炎可能是由衣原体或其他病原体引起。淋球菌重复感染较多见,建议治疗后3个月淋球菌培养复查,性伴侣应同时检查。

5.性伴侣治疗

为预防感染和防治传播,对患者性伴侣应进行评估检查。对于患者发病或确诊2个月内有性行为或固定的性伴侣者,应该同时治疗。治疗期间禁止性生活直至症状消失。

六、预后

对于急性淋病早期,及时、正确的治疗可以完全治愈,无合并症淋病经单次大剂量药物治疗,治愈率可达95%;若延误治疗或治疗不当,可产生合并症或播散性淋病。因此,在淋病急性期应给予积极治疗。

七、临床特殊情况的思考和建议

(1)过敏:对头孢或喹诺酮类过敏者,可选用大观霉素。但是,大观霉素对于咽炎的治愈率约52%,因而对可疑阳性或确诊的咽部感染者在治疗后3~5天应做细菌培养以明确是否治愈。

(2)青春期喹诺酮用药:18 周岁以下慎用喹诺酮类。体重大于 45 kg 的儿童可推荐成人方案治疗。

(3)合并 HIV 感染:合并 HIV 感染者治疗同未合并感染者。

第二节 梅 毒

梅毒是由苍白螺旋体引起的一种全身慢性传染病,主要通过性交传染,侵入部位大多为阴部。临床表现极为复杂,几乎侵犯全身各器官,造成多器官损害。早期主要侵犯皮肤黏膜,晚期可侵犯血管、中枢神经系统及全身各器官。可通过胎盘传给胎儿。

梅毒螺旋体的运动极为活跃。在人体外很容易死亡,在干燥的环境中和阳光直射下迅速死亡,在潮湿的器皿和毛巾上可生存数小时,39 ℃,4 小时死亡。40 ℃失去传染力,3 小时死亡。48 ℃可生存 30 分钟,60 ℃仅生存 3～5 分钟。100 ℃立即死亡。对寒冷抵御力强,0 ℃可存活 1～2 天,－78 ℃以下经年不丧失传染性。肥皂水和一般消毒液均可使其死亡。血液中的梅毒螺旋体 4 ℃放置 3 天即可死亡,故血库 4 ℃冰箱储存 3 天以上的血液通常可避免传染梅毒的风险。

一、传播途径

(一)性接触传播

最主要的传播途径,约占 95%;患者在感染后 1 年内最具传染性,随病期延长,传染性越来越小,病期超过 4 年者基本无传染性。

(二)非性接触传播

少数患者因医源性途径、接吻、哺乳、接触污染物以及输血而感染。

(三)垂直传播

母婴传播,患梅毒孕妇,即使病期超过 4 年,其梅毒螺旋体仍可通过胎盘感染胎儿,引起先天性梅毒。

二、发病机制

梅毒的发病机制至今尚未完全明确。梅毒螺旋体的致病能力与黏多糖及黏多糖酶有关，螺旋体表面似荚膜样的黏多糖能够保护菌体免受环境中不良因素的伤害并有抗吞噬作用。黏多糖酶能作为细菌受体与宿主细胞膜上的黏多糖相黏附，梅毒螺旋体借其黏多糖酶与组织细胞黏附。黏多糖物质几乎遍布全身组织，因而，梅毒感染几乎累及全身组织，在不同组织粘多糖含量不一，其中尤以皮肤、眼、主动脉、胎盘、脐带中黏多糖基质含量较高，故对这些组织的损伤也较为常见和严重，此外，胎盘和脐带在妊娠 18 周才发育完善，含有大量的黏多糖，故梅毒螺旋体从母体转移到胎儿必须在 18 周以后才发生。

人类是梅毒螺旋体的唯一宿主。临床上绝大多数病例是通过有活动性病灶感染者的亲密接触而获得。病原体经由完整的黏膜表面或皮肤微小破损灶进入体内，在临床症状出现前，菌体在感染局部繁殖，经过 2～4 周(平均 3 周)的潜伏期，通过免疫反应引起侵入部位出现破溃，即硬下疳。如未经治疗或治疗不彻底，螺旋体在原发病灶大量繁殖后，侵入附近的淋巴结，再经淋巴及血液循环播散到全身其他组织器官，造成全身多灶性病变，表现为二期梅毒。早期梅毒后 4 年或更长时间，一部分未治愈患者可进展到三期梅毒(晚期梅毒)，发生皮肤、骨与内脏的树胶肿损害(梅毒瘤)，心血管及神经系统损害。

三、临床表现

(一)分类与分期

根据传播途径不同可分为获得性梅毒(后天梅毒)和先天梅毒(先天梅毒)两类；每一类依病情发展分为早期和晚期。

(二)获得性梅毒

根据病程可分为早期梅毒和晚期梅毒。早期梅毒包括一期梅毒、二期梅毒及早期隐性梅毒，病程在 2 年以内；晚期梅毒包括三期梅毒及晚期隐性梅毒，病程在 2 年以上。潜伏梅毒指梅毒未经治疗或用药剂量不足，无临床症状，梅毒血清反应阳性，没有其他可以引起梅毒血清反应阳性的疾病存在，脑脊液正常者。感染期限在 2 年以内的为早期潜伏梅毒，2 年以上为晚期潜伏梅毒。

1.一期梅毒

主要表现为硬下疳，常发生于感染后 2～4 周。梅毒螺旋体经皮肤黏膜的擦伤处侵入机体，数小时即沿淋巴管到达附近淋巴结，2～3 天后侵入血液循环，经过3周(9～90天)的潜伏期,在入侵部位形成硬下疳,为一期梅毒。好发于外生殖器,呈单个,偶见2～3个,圆形或椭圆形无痛性溃疡,直径1～2 cm,边界清楚,稍高出皮面,表面呈肉红色,糜烂,有少量渗液,触之软骨样硬度,无痛,表面和渗液内均含大量梅毒螺旋体。初起时为小红斑或丘疹,进而形成硬结,表面破溃形成溃疡。硬下疳出现1～2周,可有局部或腹股沟淋巴结肿大,无化脓破溃,无疼痛及压痛,多为单侧,大小不等,较硬,无痛,不粘连,称硬化性淋巴结炎,穿刺液中可有大量梅毒螺旋体。此时,机体产生抗体杀灭大部分梅毒螺旋体,硬下疳未经治疗可于3～8周(多6～8周)消失,不留痕迹或遗留暗红色表浅瘢痕或色素沉着。由于梅毒螺旋体未被完全杀死,而进入无症状的潜伏期。硬下疳初期,梅毒血清反应大多呈阴性,以后阳性率逐渐提高,硬下疳出现6～8周后,血清反应全部变为阳性。

2.二期梅毒

二期梅毒主要表现为皮肤梅毒疹。若一期梅毒未经治疗或治疗不规范,潜伏期梅毒螺旋体继续增殖,由淋巴系统进入血液循环可达全身,引起二期早发梅毒,常发生在硬下疳消退后3～4周(感染后9～12周),少数可与硬下疳同时出现。以皮肤黏膜典型的梅毒疹为主要特点,亦可见于骨骼、心脏、心血管及神经系统损害。多有前驱症状,常伴有低热、食欲减退、头痛、肌肉关节及骨骼酸痛等。主要损害表现如下。

(1)皮肤损害:80%～95%的患者可出现皮肤损害。①各种丘疹,包括斑疹,斑丘疹、丘疹鳞屑性梅毒疹及脓疱疹等,常出现于躯干、四肢,也可在面部与前额部,皮疹特点为多样性、对称、泛发。皮疹持续2～6周可自然消退;②扁平湿疣,多见于皮肤相互摩擦和潮湿的外阴及肛周;③梅毒性白斑,多见于颈部;④梅毒性脱发,呈虫蚀样,多发生于颞部。

(2)黏膜损害:常与皮损伴发,其中最典型的是黏膜斑,呈圆形、椭圆形糜烂面,边缘清楚,表面潮湿,有灰白色假膜,好发于口腔黏膜和外生殖器。也可见于梅毒性黏膜咽炎和舌炎。

(3)系统性损害:主要有骨损害,表现为骨膜炎、关节炎,多发生在四肢的长骨和大关节。眼损害以虹膜炎、虹膜睫状体炎及脉络膜炎较多见。神经损害可分为无症状性和有症状性神经梅毒两类,前者仅有脑脊液异常,后者以梅毒性脑膜炎为主。部分患者可发生虫蚀样脱发。

此期大部分梅毒螺旋体可被机体产生的抗体所杀灭,小部分进入潜伏期。当机体抵抗力下降,梅毒螺旋体又可进入血液循环,再现二期梅毒症状,称二期复发梅毒。

3.三期梅毒

多发生于病程3～4年，此时体内损害处螺旋体少而破坏力强，主要表现为永久性皮肤黏膜损害，并可侵犯多种组织器官危及生命，尤其是心血管和中枢神经系统。基本损害为慢性肉芽肿，局部因动脉内膜炎所致缺血而使组织坏死。三期梅毒皮肤黏膜损害主要是梅毒性树胶样肿，初为皮下结节，常为单个，逐渐增大，与皮肤粘连呈浸润性斑块，中央软化，形成溃疡，流出黏稠树胶状脓汁，故名树胶肿。有中心愈合，四周蔓延的倾向，可排列成环形，多环形、马蹄形及肾形，破坏性大，愈合后有萎缩性瘢痕。结节性梅毒疹为簇集、坚硬的铜红色小结节，好发于头面部、背部及四肢伸侧。骨梅毒表现为骨膜炎、骨髓炎、关节炎、腱鞘炎等；眼梅毒表现为虹膜炎、虹膜睫状体炎、视网膜炎、角膜炎。

三期心血管梅毒多发生在感染后10～30年，发生率约10%。晚期心血管梅毒表现为主动脉炎、主动脉关闭不全、主动脉瘤，梅毒性冠状动脉口狭窄及心肌梅毒树胶肿。晚期神经梅毒发生于感染后3～20年，发生率约10%，表现为梅毒性脑炎、脑血管梅毒、麻痹性痴呆、脊髓痨、视神经萎缩。晚期梅毒可以致命。

四、实验室检查

(一)病原学检查

组织及体液的梅毒螺旋体的检测对早期梅毒的诊断具有十分重要的价值，特别是对已出现硬下疳，但梅毒血清反应仍阴性者。暗视野显微镜检查是一种原始的、最简便、最可靠的梅毒实验诊断方法，收集害处组织渗出液或淋巴结穿刺液，立即在暗视野显微镜下观察，可发现活动的梅毒螺旋体。也可采用免疫荧光染色。另外，可用涂片染色法，取皮损渗出物时应注意先用生理盐水清洁，然后挤压出渗出物，玻片涂抹后用不同方法进行病原学检查。

(二)梅毒血清学试验

梅毒螺旋体进入人体后，可产生两种抗体，非特异性的抗心磷脂抗体，可用牛心磷脂检测，称非梅毒螺旋体抗原血清反应；抗梅毒螺旋体抗体可用梅毒螺旋体检测出来，称梅毒螺旋体抗原血清反应。

1.非梅毒螺旋体抗原血清反应

其包括性病研究实验室试验(VDRL)、快速血浆反应素(RPR)环状卡片试验、血清不需加热的反应素试验(USR)。其敏感性高但特异性较低，可作为常规筛选试验，因可做定量试验及充分治疗后反应素可消失，故可用于疗效观察。

2.梅毒螺旋体抗原血清反应

其包括荧光螺旋体抗体吸附试验(FTA-ABS)、梅毒螺旋体血凝试验(TPHA)、梅毒螺旋体被动颗粒凝集试验(TPPA)、梅毒螺旋体制动试验TPI、酶联免疫吸附试验ELISA等。其敏感性和特异性较好,一般用作验证试验,但这种方法是检测血清中抗梅毒螺旋体IgG,充分治疗后仍能持续阳性,甚至终身不消失,因此,不能用作疗效观察。

3.脑脊液检查

怀疑神经梅毒者应行脑脊液检查。神经梅毒患者脑脊液中淋巴细胞$\geqslant 10\times 10^6$/L,蛋白量>50 mg/dL,VDRL阳性。

4.梅毒血清假阳性反应

无梅毒螺旋体感染,但梅毒血清反应阳性,可分为技术性假阳性及生物学假阳性。技术性假阳性是由于标本的保存、输送及实验室操作的技术所造成的,如重复试验,无梅毒患者的试验可转为阴性;生物学假阳性则是由于患者有其他疾病或生理状况发生变化所导致。由其他螺旋体引起的疾病如品他、雅司、回归热、鼠咬症等出现的梅毒血清反应阳性,则不属于假阳性反应,而是真阳性。梅毒血清学假阳性主要发生在非螺旋体抗原血清试验,在螺旋体抗原血清试验中则较少见。

五、诊断及鉴别诊断

梅毒的临床表现复杂,要鉴别的疾病很多,鉴别时要注意以下事项:①有无感染史;②皮疹的临床特点;③梅毒螺旋体检查;④梅毒血清反应;⑤必要时做组织病理学检查。

(一)一期梅毒

1.硬下疳

需与软下疳、生殖器疱疹、性病性淋巴肉芽肿、糜烂性龟头炎、白塞病、固定型药疹、癌肿、皮肤结核等鉴别。

2.梅毒性腹股沟淋巴结肿大

需与软下疳、性病性淋巴肉芽肿鉴别。

(二)二期梅毒

1.梅毒性斑疹

需与玫瑰糠疹、银屑病、白癜风、花斑癣、药疹、多形红斑、远心性环状红斑等鉴别。

2.梅毒性丘疹、斑丘疹和扁平湿疣：

需与银屑病、体癣、扁平苔藓、毛发红糠疹、尖锐湿疣等鉴别。

3.梅毒性脓疱疹

需与各种脓疱病、脓疱疮、臁疮、雅司、聚合性痤疮等鉴别。

4.黏膜梅毒疹

需与传染性单核细胞增多症、地图舌、鹅口疮、扁平苔藓等鉴别。

(三)三期梅毒

1.结节性梅毒疹

需与寻常狼疮、类肉瘤、瘤型麻风等鉴别。

2.树胶肿

需与寻常狼疮、瘤型麻风、硬红斑、结节性红斑、小腿溃疡、脂膜炎、癌肿等鉴别。

(四)神经梅毒

血清和脑脊液的梅毒血清学试验对各型神经梅毒的鉴别诊断十分重要。

1.梅毒性脑膜炎

需与由各种原因引起的淋巴细胞性脑膜炎相鉴别，包括结核性脑膜炎、隐球菌性脑膜炎、钩端螺旋体病和莱姆病等。

2.脑膜血管梅毒

需与各种原因引起的脑卒中相鉴别，包括高血压、血管硬化性疾病、脑血栓等。

3.全身性麻痹病

需与脑肿瘤、硬膜下血肿、动脉硬化、老年性痴呆、慢性酒精中毒和癫痫发作等相鉴别。

(五)心血管梅毒

梅毒性主动脉瘤需要与严重主动脉硬化症相鉴别；梅毒性冠状动脉病需要与冠状动脉粥样硬化相鉴别；梅毒性主动脉瓣闭锁不全需与慢性单纯性主动脉瓣闭锁不全相鉴别。

六、治疗

一般原则为及早发现，及时正规治疗，越早治疗效果越好；剂量足够，疗程规则，不规则治疗可增加复发及促使晚期损害提前发生；治疗后要经过足够时间的追踪观察;对所有性伴同时进行检查和治疗。

各期梅毒的首选治疗药物均为青霉素 G。根据分期和临床表现决定剂型、剂量和疗程。

(一)一期梅毒、二期梅毒

(1)推荐方案:成人推荐方案,苄星青霉素,240 万 U,单次,肌内注射。新生儿及儿童推荐方案,苄星青霉素,5 万 U/kg,最大剂量 240 万 U,单次,肌内注射。

(2)随访、疗效评价和重复治疗:在治疗后第 6 个月、第 12 个月进行非螺旋体试验评价疗效,如果疗效不确定或怀疑再次感染梅毒,可以增加随访次数。如在治疗后 6 个月内临床症状及体征持续存在或再次出现,或持续 2 周出现血清学检查抗体滴度增高 4 倍或以上,应视为治疗失败或再次感染梅毒,对于此类患者没有标准的治疗方法,至少应追踪临床表现、血清学检查、HIV 检查及脑脊液检查,如果无法随访,应予以重新治疗。推荐经脑脊液检查排除神经梅毒后,予以苄星青霉素,240 万 U,1 次/周,肌内注射,共 3 次。

(3)特殊情况:青霉素过敏。多西霉素 100 mg,口服,2 次/天,连续 14 天。四环素 500 mg,4 次/天,口服,连续 14 天。头孢曲松 1~2 g,1 次/天,肌内注射或静脉滴注,连续 10~14 天。阿奇霉素 2 g,单次口服,对某些一期梅毒及二期梅毒有效,仅当青霉素或多西霉素治疗无效时可以选用。若青霉素过敏者的依从性及随访追踪不能确定时,应先行脱敏治疗后予以苄星青霉素治疗。

(二)三期梅毒

三期梅毒包括神经梅毒和潜伏梅毒以外的晚期梅毒,如心血管梅毒或梅毒瘤树胶肿等。

1.神经梅毒

(1)治疗方案:推荐方案,青霉素 1 800 万~2 400 万 U/d,300 万~400 万 U/4 h,静脉滴注或持续静脉滴注,连续 10~14 天。若患者依从性好,也可考虑以下方案:普鲁卡因青霉素 240 万 U,1 次/天,肌内注射;丙磺舒 500 mg,4 次/天,口服,连续 10~14 天。可考虑在推荐方案或替代方案治疗结束后予以苄星青霉素 240 万 U,1 次/周,肌内注射,共 3 次。

(2)其他:虽然全身性应用糖皮质激素是常用的辅助治疗,但目前仍无试验证明应用这类药物是有益的。

(3)随访:在治疗后每 6 个月进行脑脊液检查,直到脑脊液细胞计数正常。

治疗后6个月脑脊液细胞计数无下降或治疗后2年脑脊液细胞计数和蛋白未降至完全正常，予以重复治疗。

(4)特殊情况：青霉素过敏。头孢曲松2 g，1次/天，肌内注射或静脉滴注，连续10～14天。

2.潜伏梅毒

血清学检查阳性，排除一期、二期、三期梅毒。诊断早期潜伏梅毒的依据为：在过去12个月内出现唯一可能的暴露，且符合以下条件：确有血清学检查转阳或持续2周以上非螺旋体试验抗体滴度升高4倍或以上；明确的一期梅毒或二期梅毒症状；其性伴侣存在一期梅毒或二期梅毒或早期潜伏梅毒。不符合上述条件，没有临床症状，血清学检查阳性的患者应诊断为晚期潜伏梅毒或分期未明的潜伏梅毒。

(1)治疗：成人，①早期潜伏梅毒治疗推荐方案：苄星青霉素240万U，单次，肌内注射；②晚期潜伏梅毒或分期未明的潜伏梅毒治疗推荐方案：苄星青霉素240万U，1次/周，肌内注射，共3次，总剂量720万U。新生儿及儿童，①早期潜伏梅毒治疗推荐方案：苄星青霉素5万U/kg，最大剂量240万U，单次，肌内注射；②晚期潜伏梅毒治疗推荐方案：苄星青霉素5万U/kg，每次最大剂量240万U，1次/周，肌内注射，共3次(总量为15万U/kg，最大剂量720万U)。

(2)随访和疗效评价：在治疗后第6、12、24个月进行非螺旋体试验评价疗效。符合以下条件时需要脑脊液检查排除神经梅毒：①非螺旋体试验抗体滴度持续2周以上升高4倍或以上；②治疗后1～2年内，原来升高的非螺旋体试验抗体滴度(≥1∶32)下降小于4倍；③出现梅毒的症状或体征。若脑脊液检查异常应按神经梅毒治疗。

(3)特殊情况：青霉素过敏。多西霉素100 mg，2次/天，口服，连续28天。四环素500 mg，口服，4次/天，连续28天。头孢曲松，剂量及用法有待商榷。青霉素过敏的患者，如果用药依从性差或不能保证随访时，应经脱敏治疗后使用苄星青霉素。

3.妊娠梅毒

孕妇均应在第1次产前检查时行梅毒血清学检查。可用非螺旋体试验或螺旋体试验中的一种检查方法进行梅毒筛查。螺旋体试验阳性孕妇应行非螺旋体试验，以便评价疗效。对梅毒高发地区孕妇或梅毒高危孕妇，在妊娠第28～32周及分娩前再次筛查。妊娠20周以上死胎史者均需要行梅毒血清学检查。所有孕妇在妊娠期间至少做1次梅毒血清学检查，如果未进行梅毒血清学检查，新生儿则不能出院。

(1)诊断:除病历清楚记录既往曾接受规律抗梅毒治疗或梅毒血清学检查非螺旋体试验抗体滴度下降良好,梅毒血清学检查阳性孕妇均视为梅毒患者。螺旋体试验用于产前梅毒筛查,若为阳性,应行非螺旋体试验。若非螺旋体试验阴性,应再次行螺旋体试验(首选 TP-PA),最好用同一标本。若第 2 次螺旋体试验阳性,可确诊梅毒或既往梅毒病史。既往曾接受规范治疗者,不需要进一步治疗,否则应进行梅毒分期并根据梅毒分期进行治疗。若第 2 次螺旋体试验阴性,对于低危孕妇且否认梅毒病史者,初次螺旋体试验则为假阳性。对于低危孕妇,无临床表现,性伴侣临床及血清学检查阴性,应于 4 周后再次行血清学检查,若 RPR 和 TP-PA 仍为阴性,则不需要治疗。若随访困难,否认抗梅毒治疗病史者应根据梅毒分期进行治疗。

(2)治疗:针对孕妇梅毒的不同分期,采用相应的青霉素方案治疗。

(3)其他治疗:一期梅毒、二期梅毒及早期潜伏梅毒,可以在治疗结束后 1 周再次予以苄星青霉素,240 万 U,肌内注射。妊娠 20 周以上的梅毒孕妇应行胎儿彩色超声检查,排除先天梅毒。胎儿及胎盘梅毒感染的 B 超表现(如肝大、腹水、水肿及胎盘增厚)提示治疗失败,此时应与产科专家商讨进一步处理。如治疗中断应重新开始治疗。

(4)随访和疗效评价:多数孕妇在能做出疗效评价之前分娩。在妊娠第28~32 周和分娩时进行非螺旋体试验评价疗效。对高危人群或梅毒高发地区孕妇需要每月检查非螺旋体试验,以发现再感染。如果在治疗 30 天内分娩,临床感染症状持续至分娩,或分娩时产妇非螺旋体试验抗体滴度较治疗前高 4 倍,提示孕妇治疗可能不足。

七、临床特殊情况的思考和建议

青霉素过敏。首先深入探究其过敏史的可靠性,必要时重做青霉素皮肤试验。对青霉素过敏者,首选脱敏治疗后再予以青霉素治疗。脱敏治疗一定要在有急救药物及设施的医院进行。脱敏治疗是暂时的,患者日后对青霉素仍可过敏。四环素和多西环素禁用于孕妇。红霉素和阿奇霉素对胎儿感染梅毒疗效差,不用于治疗妊娠梅毒。目前尚无资料推荐应用头孢曲松治疗妊娠梅毒。

第三节 尖锐湿疣

尖锐湿疣(condyloma acuminata,CA)是由人乳头瘤病毒(human papilloma virus,HPV)感染后引起的外阴皮肤黏膜良性增生,亦可累及肛门、阴道及宫颈,主要经性传播,治疗上以去除病灶及改善症状为主。它是最常见的STD之一,国外发病率占性病的第二位,且目前呈不断上升趋势。

一、病因

尖锐湿疣是由人乳头瘤病毒感染引起的鳞状上皮增生性疣状病变。人是HPV唯一宿主,病毒颗粒直径为50～55 nm,目前尚未在体外培养成功。HPV属环状双链DNA病毒,其基因组的早期(E)区含有7个开放读码框(E1～E7),晚期(L)区有2个开放读码框(L1、L2)。早期区基因编码蛋白参与病毒DNA复制、转录调节(E1、E2)对宿主细胞的转化(E5、E6、E7);L1、L2编码病毒衣壳蛋白并参与病毒装配。近年来分子生物学技术研究发展迅速,证实HPV有一百种以上的类型,其中超过三十种与生殖道感染有关,除可以引起尖锐湿疣,还与生殖道肿瘤有关。依据引起肿瘤可能性高低将其分为低危型及高危型。低危型有6、11、40、42～44、61型;高危型有16、18、31、33、35、39、45、56、58型。其中至少有10个型别与尖锐湿疣有关(如6、11、16、18及33型,最常见6、11型)。HPV普遍存在于自然界,促使感染的高危因素有过早性生活、多个性伴侣、免疫力低下、高性激素水平、吸烟等。CA往往与多种STD合并存在,如梅毒、淋病、外阴阴道假丝酵母菌病、衣原体感染等。

二、传播途径

本病60%是通过性生活传播的,发病3个月左右时传染性最强。另外,尖锐湿疣还能通过间接接触传播,如共用浴盆、毛巾、游泳衣都可能成为传播途径;家庭成员间非性行为的密切接触也能造成传播。本病的另一条传播途径即母婴传播,患病的母亲通过阴道分娩或日常生活,将病毒传染给婴儿,使婴儿患病。

三、发病机制

HPV主要作用于鳞状上皮细胞,而三种鳞状上皮(皮肤、黏膜、化生的)对HPV感染都敏感,当含有比较大量HPV病毒颗粒的脱落表层细胞或角蛋白碎片通过损伤的皮肤黏膜到达基底层细胞，由于 HPV 的亚型、数量、存在状态及机体免疫状态的不同而感染程度迥异。若感染低危型 HPV，病毒进入宿主细胞后，其 DNA 游离于宿主染色体外，HPV 在基底层细胞脱衣壳，随细胞分化，HPV 的 E 区蛋白表达，刺激 HPV 利用宿主的原料、能量及酶在分化细胞（主要为棘层细胞）进行 DNA 复制，随后 L 区基因刺激在颗粒细胞合成衣壳蛋白并包装病毒基因组，在角质层细胞包装成完整病毒体，当角质层细胞坏死、脱落后释放大量病毒再感染周围正常细胞，病毒复制时 E 区蛋白能诱导上皮增生及毛细血管超常增生，从而产生增殖感染，表现为镜下呈现表皮增生、变厚，临床表现为乳头状瘤。若感染高危型，其 DNA 整合到宿主细胞染色体，不能产生完整的病毒体，E6、E7 转化基因表达，导致鳞状上皮内瘤变及浸润癌的发生，整合感染时乳头样瘤表现不明显。

虽然 HPV 感染多见，美国年轻女性感染率为 30%～50%，但由于 HPV 感染后，机体产生的细胞免疫及体液免疫可清除大部分 HPV，因此只有一部分人群呈 HPV 潜伏感染，少数呈亚临床感染（subclinical HPV infections，SPI），极少数发生临床可见的尖锐湿疣。潜伏感染是指皮肤黏膜肉眼观察正常，醋酸试验、阴道镜等检查阴性，但分子生物学检查发现 HPV 感染。亚临床 HPV 感染是指无肉眼可见病灶，但醋酸试验、阴道镜、细胞学、病理学检查发现 HPV 感染改变。

四、临床表现

尖锐湿疣潜伏期 3 周到 8 个月，平均 3 个月，尖锐湿疣多见于性活跃的青、中年男女，发病高峰年龄为 20～25 岁。女性尖锐湿疣好发在大小阴唇、阴蒂、肛周、宫颈和阴道，偶见于腋窝、脐窝、乳房等处。尤其易发生于有慢性淋病、白带多者。有些患者可发生在以上多处，少数患者可出现在生殖器、肛门以外如足趾缝间、口腔舌边缘、舌系带、脐窝等处。尖锐湿疣初起为又小又软的淡红色丘疹，顶端稍尖，以后逐渐增大、增多，融合成乳头状、菜花状或鸡冠状等大小不等，形态不一的增生物，部分皮损根部可有蒂。因分泌物浸润表面可呈白色、污灰色。红色或有出血表现，颗粒间积有脓液、发出恶臭味。而发生在宫颈部位者，常无典型的乳头状形态，增生物一般较小，境界清楚，表面光滑，或呈颗粒状、沟回状、单发或多发、散在或融合。患者感到阴部瘙痒，有异物感、阴部灼痛、性交时疼痛或出血。由于局部搔抓、摩擦，可使疣体破损、表面糜烂而出现渗液、出血和继发感染，由于不断搔抓，疣体的增长更为明显。位于湿热湿润部位的疣常表现为丝状或乳头瘤状，易融合成大的团块。妊娠期由于孕妇免疫功能低下及生殖器官供血丰富，为病灶迅速生长提供了条件。所以，尖锐湿疣在孕期生长明显加快，有的长到荔枝或鸭蛋大小，堵满阴道口，分娩时可引起大出血。亚临床感染是指临床上肉眼不能辨认的病变，需用阴道镜及醋酸液辅助检查。发生尖锐湿疣后，由于 HPV 与机体免疫因素的相互作用，10%～30%患者的病变可自然消退，部分患者病变持续不变，部分患者病变进一步进展。

五、诊断

生殖器尖锐湿疣通常呈扁平状、丘疹状或菜花样生长，多生长于生殖器黏膜。生殖器尖锐湿疣可以通过视诊得出诊断，对于临床症状和体征不典型者，要借助辅助检查来确诊。

六、辅助检查

(一)细胞学检查

细胞学涂片中可见挖空细胞、角化不良细胞或角化不全细胞及湿疣外基底细胞。细胞学检查特异性较高，但敏感性低。挖空细胞的特点为细胞体积大，核大，单核或双核，核变形或不规则，轻度异型性，细胞核周围空晕。挖空细胞形成机制，可能是 HPV 在细胞核内复制，使细胞核增大，而细胞质内线粒体肿胀、破裂，糖原溶解、消失，形成核周空泡。它是 HPV 感染后细胞退行性变。免疫组织化学研究提示挖空细胞核内或核周有 HPV 颗粒。

(二)醋酸白试验

用 3%～5%醋酸外涂疣体 2～5 分钟，病灶部位变白稍隆起，而亚临床感染则表现为白色的斑片或斑点。本试验的原理是蛋白质与酸凝固变白的结果，HPV 感染细胞产生的角蛋白与正常的未感染上皮细胞产生的不同，只有前者才能被醋酸脱色。醋酸白试验对辨认早期尖锐湿疣损害及亚临床感染是一个简单易行的检查方法。对发现尚未出现肉眼可见改变的亚临床感染是一个十分有用的手段。醋酸白试验简单易行，有助于确定病变的范围，进行指导治疗。但醋酸白试验并不是个特异性的试验，对上皮细胞增生或外伤后初愈的上皮可出现假阳性的结果。所以不推荐作为 HPV 感染的筛查。

(三)阴道镜检查

阴道镜有助于发现亚临床病变，尤其对于宫颈病变，辅以醋酸试验将有助于提高阳性率。涂以 3%的醋酸后，尖锐湿疣可以呈现三种类型：①指状型，涂酸醋后显示多指状突起，基质呈透明黄色可见非常清晰的血管袢；②地毯型，呈白色片状，略突出于正常皮肤黏膜表面散在点状血管或螺旋状血管，是典型的反镶嵌阴道镜图像。③菜花型，明显突起，基底较宽或有细蒂，表面布满毛刺或珊瑚样突起，3%～5%的醋酸涂布后表面组织水肿变白如雪塑状。

(四)病理检查

主要表现为上皮呈密集乳头状增生；表皮角化不良；棘层细胞高度增生；基底细胞增生；挖空细胞为其特征性改变，主要位于上皮浅，中层，呈灶性或散在性分布；真皮内毛细血管增生，扩张，扭曲，周围常有较多密集的以中性粒细胞为主的炎性细胞浸润。

(五)核酸检测

可采用 PCR 及核酸 DNA 探针杂交检测 HPV，后者包括 Southern 印迹杂交、原位杂交及斑点杂交。PCR 技术简单、快速，敏感性高，特异性强，不仅能确诊是否为 HPV 感染，且能确定 HPV 类型，但容易污染，假阳性相对较高。

七、诊断与鉴别诊断

典型病例，依据病史(性接触史、配偶感染史或间接接触史)、典型临床表现即可确诊。对于外阴有尖锐湿疣者，应仔细检查阴道、宫颈以免漏诊，并常规行宫颈细胞学检查以发现宫颈上皮内瘤变。对于体征不明显者，需进行辅助检查以确诊。

本病需与假性尖锐湿疣、扁平湿疣、鲍温病样丘疹病、生殖器鳞状细胞癌和皮脂腺异位症等进行鉴别。

(一)假性尖锐湿疣

病程较短，常发生在女性小阴唇内侧及阴道前庭，为白色或淡红色小丘疹，少见 2 个部位以上同时发生，多呈对称分布的颗粒状，无自觉症状，醋酸试验阴性。镜下见乳头较粗，上皮增生不明显，没有诊断性挖空细胞，HPV 检测阴性。

(二)乳头状瘤

瘤体常有蒂，单发，无假上皮瘤样增生，无角化不全，没有诊断性挖空细胞，HPV 检测阴性。

(三)扁平湿疣

为二期梅毒特征性皮损，发生在肛门、生殖器部位的多个或成群的红褐色蕈样斑块，表面扁平，基底宽，无蒂，常糜烂、渗出，皮损处取材在暗视野下可见梅毒螺旋体，梅毒血清学反应强阳性。

(四)鲍温病样丘疹病

皮损多为多发性，且多单个散在发生，其表面尚光滑，颜色多为淡红色、褐色、紫罗兰色或棕色，受摩擦后不易出血，其损害增长速度缓慢，多增长到一定程度后停止生长，醋酸试验阴性，组织病理学表现为表皮呈银屑病样增生，表皮乳头瘤样增生，棘层肥厚，可见角化不良细胞，棘细胞排列紊乱，真皮浅层血管扩张，周围有淋巴细胞、组织细胞浸润。

八、治疗

治疗生殖器疣的主要目标是尽早去除疣体，尽可能消除疣体周围亚临床感染和潜伏感染，减少复发。

生殖器疣的治疗应遵循患者的意愿及可用资源和医师的经验。目前尚不存在一个特别有效的治疗方法，能够治疗所有的患者和所有的疣。由于未来传播HPV和HPV自限的不确定性，为数较多的研究者依然接受期待治疗的方法即顺其自然。多数患者有＜10个生殖器疣，疣总面积0.5～1.0 cm^2，这些疣应予各种治疗方式。

治疗方式的选择有如下几种。

(一)CO_2激光

CO_2激光是常用的治疗尖锐湿疣的方法。它的特点是在直视下较精准的控制治疗的深度和广度，操作方便，高效而且安全，对周围组织损伤程度小。激光的效能是通过光化作用，热作用，机械作用，电磁场，生物刺激这五大作用实现的，它作用于组织上，使病变组织变性，凝固，坏死，继而结痂，脱落，最后上皮修复。在治疗后，疣体当时即可脱落。对单发或少量多发湿疣，一般1次即可使疣体脱落。如疣体较大，激光治疗很容易复发。所以对多发或面积大的湿疣要做多次治疗，间隔时间一般为1周。激光尤其适用于多发灶，多中心病灶，以及残留和复发的病灶，可以反复多次操作。激光也可以协同其他技术提高疗效。

(二)冷冻治疗

它是以液氮或二氧化碳干冰冷冻皮肤病损，冷冻时需覆盖疣体表面，直至皮损周围形成数毫米的冷冻晕轮，使皮肤局部水肿、坏死，每个皮损均要反复冻融。以达到治疗的目的。尖锐湿疣是由于尖锐湿疣病毒的感染，导致皮肤黏膜的良性增生。它有大量的小血管，增殖迅速。用冷冻的方法可使尖锐湿疣内结冰，形成组织局部的高度水肿，从而破坏疣体。冷冻治疗的优点是局部不留痕迹，治愈率约70%。可用喷雾法或直接接触法，冷冻通常隔1周做1次，连续2～3次。其特点是简单、廉价，很少发生瘢痕和色素脱失，妊娠期治疗安全。冷冻治疗疣体清除率为44%～75%。清除后1～3个月复发率为21%～42%。适用于疣体不太大或不太广泛的患者。但此治疗技术很难标准化，不同操作者治疗效果有很大差异。

（三）电灼

用高频电刀或电针烧灼。它的特点是操作简单，见效快。能直接切除和干燥疣体，治疗也较彻底。可用于任何尖锐湿疣的治疗，但是对施术者的技术要求较高，烧灼太过或不足都是有害的。由于电烧灼后皮肤表面愈合较缓慢，所以治疗后要注意预防感染。

（四）手术切除

尖锐湿疣一般不主张手术切除，因为手术创伤大，增加出血风险，感染等并发症多，不适用多发，散在的病灶。且术后易复发，疗效不理想。但对带蒂的较大的疣体，如有的患者尖锐湿疣生长过于迅速，或大如菜花，其他方法治疗十分困难，可考虑手术治疗。为防止复发，术后配合其他治疗。手术时，大部分患者可在局麻下进行。建议浸润麻醉前常规使用局麻乳膏，能明显减少注射时的疼痛。使用100 mg利多卡因即能使组织快速浸润麻醉。

（五）微波治疗

它的原理是利用微波的高频振动，使疣体内部水分蒸发，坏死脱落。微波治疗的特点是，疣体破坏彻底，不易复发，但创面恢复较慢，容易继发感染。所以微波治疗特别适用于治疗疣体较大的、单独、散在的尖锐湿疣。

（六）光动力治疗

它对靶组织及损伤程度都具有可选择性，可减少对正常组织的损伤。光动力学疗法有如下重要优点。

(1)创伤很小：借助光纤、内镜和其他介入技术，可将激光引导到体内深部进行治疗，避免了大手术造成的创伤和痛苦。

(2)毒性低微：进入组织的光敏药物，只有达到一定浓度并受到足量光照射，才会引发光动力学反应而杀伤病变细胞，是一种局部治疗的方法。人体未受到光照射的部分，并不产生这种反应，人体其他部位的器官和组织都不受损伤，也不影响造血功能，因此光动力疗法的毒副作用是很微小的。

(3)选择性好:光动力疗法的主要攻击目标是光照区的病变组织,对病灶周边的正常组织损伤轻微。

(4)可重复治疗。

(5)可协同手术提高疗效。

(七)局部外用药物

(1)咪喹莫特乳膏,咪喹莫特是一种免疫调节剂,具有抗病毒和抗肿瘤活性,通过诱导细胞因子的表达以增强抗病毒活性及刺激细胞免疫反应。将5%咪喹莫特乳膏,均匀涂抹一薄层于疣患处,轻轻按摩直到药物完全吸收,并保留6~10小时,每周三次,最长可用至16周。不良反应是局部灼热,疼痛。休息期会缓解,或通过减少使用频率来减轻。治疗16周疣体清除率为35%~68%,女性清除率高于男性。复发率相对较低,为6%~26%。该药外用不良反应主要为红斑,偶尔发生重度炎症,使治疗中断。动物实验未显示咪喹莫特有致畸性。但妊娠期尖锐湿疣患者应用咪喹莫特治疗的安全性尚待进一步评估,因此,妊娠期不推荐应用。

(2)0.5%鬼臼毒素酊(或0.15%鬼臼毒素乳膏):每天外用2次,连续3天,随后停药4天,4~7天为1个疗程。如有必要,可重复治疗,不超过3个疗程。女性阴部及肛周疣体用0.15%的乳膏更有效。外用0.5%溶液3~6周疣体清除率为45%~83%。外用0.15%的乳膏4周,疣体清除率为43%~70%,清除疣体后8~21周,复发率为6%~100%。且高达65%的患者用药后出现短暂的烧灼感、刺痛感、红斑和/或糜烂。该药应禁用于妊娠期。治疗期间,育龄女性必须避免性生活或应用安全套。

(3)80%~90%三氯醋酸溶液,用棉棒蘸取少量溶液,直接涂于疣体上,通常每周1次。涂后用滑石粉去除未发生反应的酸液。此药适用于小的尖形的疣体或丘疹型疣体,不太适合角化的或大的疣体。三氯醋酸具有腐蚀性,烧灼过度可引起瘢痕,使用时应备好中和剂(如碳酸氢钠)。理想的治疗结果是浅表溃疡无瘢痕愈合。其治愈率为56%~81%,复发率为36%。所有药物在外用时均应注意避免接触正常皮肤,以减少对周围正常皮肤的损伤。

(八)抗病毒治疗

无环鸟苷口服,每天5次,每次200 mg,或用其软膏外用干扰素α每天注射300万单位,每周用药5天。或干扰素300万单位注入疣体基部,每周两次,连用2~3周。干扰素具有抗病毒、抗增殖的作用,主要不良反应为流感样综合征,局部用药不良反应较少且轻微。

对已经治愈的患者，仍应定期仔细检查、防止复发。反复发作的尖锐湿疣，一定要注意有无癌变，需做组织病理学检查确定。孕妇患尖锐湿疣时应选用50％三氯醋酸溶液外用，激光治疗，冷冻治疗或外科手术治疗。

对于下生殖道尖锐湿疣患者，在开始治疗之前，需要确定 HPV 型别、行脱落细胞学检查并且活检了解病灶是否存在癌变情况。确诊尖锐湿疣的病例，需要根据疣体形态和病变程度，结合患者年龄，生育要求，个人意愿，检查情况，治疗经历，术者经验，当地条件等选择个体化的治疗方案，没有一成不变的治疗模式。

由于 HPV 感染存在自限性，且尚无有效去除病毒方法，若检查经确诊仅为 HPV 亚临床感染，没发生病变，则不需治疗。首次感染尖锐湿疣的患者要进行其他性传播疾病以及宫颈癌相关的筛查。排除淋球菌、衣原体、支原体、滴虫、真菌等病原体感染，如有，应同时治疗。治疗同时还需通知性伴侣一同检查以及接受相应的治疗。

九、性伴侣的处理

应评估现在及过去 6 个月内的性伴侣有无病变发生，并加强宣教，进行性病防治的教育和咨询，告知其性接触传染的可能性，性行为时推荐使用避孕套阻断传播途径。避孕套可以很大程度减少 HPV 对生殖器的感染，降低 HPV 相关疾病的风险，但在避孕套未覆盖或保护区(如阴囊、外阴或肛周)，HPV 感染仍有可能发生。

十、治愈标准和随访

治愈标准是疣体消失，其预后一般良好，治愈率较高，生殖器疣清除后，随访非常重要。复发易发生在治愈后的 3 个月之内为多见，复发率为 25％，而且小型外生殖器疣在疾病初期很难确定。因此，在治疗后的最初 3 个月，应嘱患者在治疗后最初 3 个月提高警惕，加强随诊，至少每2 周随诊 1 次，有特殊情况(如发现有新发皮损或创面出血等)应随时就诊，以便及时得到恰当的临床处理。同时告知患者注意皮损好发部位，仔细观察有无复发。对于反复复发的顽固性尖锐湿疣，应及时做活检排除恶变。3 个月后，可根据患者的具体情况，适当延长随访间隔期。

十一、临床特殊情况的思考和建议

(一)妊娠合并尖锐湿疣

妊娠期女性因为免疫力下降,性激素水平增高,局部血液循环丰富,所以更容易感染 HPV,而且尖锐湿疣症状也比未怀孕的女性更严重,疣生长迅速,数量多,体积大,范围大,多态性,有时外阴、阴道的赘生物可外延于外阴及阴道,甚至引起阴道阻塞。此外妊娠期疣组织脆弱,经阴道分娩时容易导致大出血。而产后由于体内激素水平的下降与免疫功能的恢复,可使患者在短期内疣迅速缩小,甚至自然消失。

妊娠期 HPV 感染可引起新生儿喉乳头瘤及眼结膜乳头瘤,但幼儿喉乳头瘤发生率低,危害不大,故患有尖锐湿疣孕妇不需要停止妊娠,且传播途径(即胎盘,产期,或产后)目前尚不完全明确,故也不是必须通过剖宫产分娩减少传染。除非是到了怀孕晚期时,尖锐湿疣还没有得到有效控制,而且估计采用阴道分娩可引起一些不良后果,如赘生物过大,遮盖了阴道口或堵塞阴道,致使阴道分娩受阻、赘生物很脆,阴道分娩易导致局部组织裂伤大出血时,才考虑行剖宫产。

尖锐湿疣合并妊娠的治疗:病灶较小者采用局部治疗,忌用鬼臼毒素和咪喹莫特。可选用三氯醋酸或二氯醋酸。对病灶较大者,采用物理治疗方法如冷冻、烧灼、激光等去除病灶。需要告知患尖锐湿疣的孕妇,新生儿可能有感染 HPV 发生呼吸道乳头瘤病的危险性,因此,在胎儿和胎盘完全成熟后和羊膜未破前可考虑行剖宫产,产后的新生儿应避免与 HPV 感染者接触;必要时需请妇产科和性病科专家联合会诊处理。也可以外用三氯醋酸治疗。如无其他原因,没有足够的理由建议患尖锐湿疣的孕妇终止妊娠,人工流产可增加患盆腔炎性疾病和 HPV 上行感染的危险性。

(二)HIV 合并尖锐湿疣

无数据表明对于艾滋病患者患有尖锐湿疣的治疗方法有所不同。由于 HIV 感染或其他原因使免疫功能受抑制,可能会出现更多、更大的疣,常用疗法的疗效不如免疫正常者,治疗后也会出现更频繁的反复发作。依不同情况,可采用多种方法联合治疗,这些患者更容易在尖锐湿疣的基础上发生鳞癌,因而常需活检来确诊。

第四节 衣原体感染

衣原体是一类真核细胞内寄生、有独特发育周期、能通过常用细胞滤器的原细胞型微生物。衣原体的共同特征是：①革兰阴性，圆形或椭圆形，大小 0.2～0.5 μm，具有类似革兰阴性菌细胞壁；②同时有 DNA 及 RNA；③真核细胞内寄生，有独特发育周期，二分裂方式繁殖；④有核糖体和较复杂的酶类，能独立进行一些代谢活动，但必须由宿主细胞提供能量；⑤对多种抗生素敏感。衣原体根据抗原结构、DNA 同源性、包涵体及对磺胺类药物的敏感性等差异分为 4 种：沙眼衣原体、肺炎衣原体、鹦鹉热衣原体及兽类衣原体。

衣原体感染是常见的性传播性疾病，在美国，衣原体性生殖道感染是最频繁被报道的感染性疾病，在≤25 岁女性中发病率最高。因女性患者感染后常表现为宫颈炎症及尿道炎症，所以称非淋球菌性泌尿生殖道炎。沙眼衣原体(chlamydia trachomatis，CT)是非淋球菌性泌尿生殖道炎最常见的病原微生物，可引起许多严重的后遗症，最严重的包括盆腔炎、异位妊娠及不孕，而其余衣原体亚种主要引起肺炎及呼吸道感染。沙眼衣原体有 18 个血清型，分别为 A、B、Ba、C；D、Da、E、F、G、H、I、Ia、J、K；L1、L2、L2a、L3。前 4 个血清型主要与沙眼有关，后 4 个可引起性病性淋巴肉芽肿，与泌尿生殖道感染有关的是中间 10 个血清型(D～K)，尤其是 D、E、F 型最常见。沙眼衣原体主要感染柱状上皮及移行上皮而不向深层侵犯，可引起尿道炎、直肠炎、肝周围炎、眼包涵体结膜炎及新生儿肺炎等。衣原体感染的高危因素有新的性伙伴、多个性伴侣、社会地位低、年龄小、口服避孕药等。

一、传播途径

成人主要经性交直接传播，很少通过接触患者分泌物污染的物品等间接传播。若孕妇患沙眼衣原体，胎儿或新生儿可通过宫内、产道或产后感染，经产道感染是最主要的感染途径。

衣原体对热敏感，在 56～60 ℃可存活 5～10 分钟，但在－70 ℃可存活达数年之久，常用消毒剂(如 0.1%的甲醛液、0.5%石炭酸和 75%乙醇等)均可将其杀死。

二、发病机制

衣原体的生长周期有两个生物相。原体存在于细胞外，无繁殖能力，传染性强；始体存在于细胞内，繁殖能力强，但无传染性。衣原体进入机体后，原体吸附易感的柱状上皮细胞及移行上皮细胞，在细胞内形成吞噬体，原体在吞噬体内变成始体，进行繁殖，继而转化为原体，随感染细胞的破坏而释放出来。衣原体感染后，机体产生体液免疫及细胞免疫，免疫反应具有防御及保护作用，但同时也可导致免疫损伤。衣原体感染的主要病理改变是慢性炎症造成的组织损伤，形成瘢痕，可能与衣原体外膜上的热休克蛋白 60 及脂多糖诱导的迟发型变态反应有关。

沙眼衣原体的致病物质除内毒素样物质和主要外膜蛋白，其他致病原因不明。内毒素样物质是沙眼衣原体细胞壁中的脂多糖，具有革兰阴性菌内毒素相似的作用，可抑制宿主细胞代谢，直接破坏宿主细胞。含原体的细胞内囊泡若与溶酶体结合，衣原体则被杀死。主要外膜蛋白能阻止溶酶体与含原体的囊泡结合，使衣原体在囊泡内得以生长繁殖。主要外膜蛋白易发生变异，使衣原体逃避机体免疫系统对其清除作用，也可使已建立的免疫力丧失保护作用而再次感染。

三、临床表现

临床特点是无症状或症状轻微，患者不易察觉，病程迁延。临床表现因感染部位不同而异。

(一)宫颈黏膜炎

宫颈管是衣原体最常见的感染部位。70%～90%衣原体宫颈黏膜炎无临床症状。若有症状表现为阴道分泌物增加，呈黏液脓性，性交后出血或经期出血。检查见宫颈管脓性分泌物，宫颈红肿，黏膜外翻，脆性增加。

(二)子宫内膜炎

30%～40%宫颈管炎上行引起子宫内膜炎，表现为下腹痛、阴道分泌物增多、阴道少量不规则出血。

(三)输卵管炎

8%～10%宫颈管炎可发展为输卵管炎。2/3 输卵管炎为亚临床型，长期轻微下腹痛、低热，久治不愈，腹腔镜见输卵管炎症较重，表现为盆腔广泛粘连。由于输卵管炎症、粘连及瘢痕形成，沙眼衣原体感染的远期后果可导致异位妊娠及不孕。

(四)性病性淋巴肉芽肿

表现为外生殖器溃疡,腹股沟淋巴结化脓、破溃,若发生于阴道上 2/3 或宫颈,由于此部位的淋巴液主要引流至直肠周围淋巴结,故可引起直肠炎和直肠周围炎,即形成生殖器肛门直肠综合征,出现腹痛、腹泻、里急后重、血便等症状,最终可发生肛周脓肿、溃疡、瘘管等,常伴全身症状。晚期可发生阴部象皮肿和直肠狭窄。

(五)尿道炎

可表现为尿道口充血、尿频,甚至排尿困难等泌尿系统症状。

四、诊断与鉴别诊断

由于沙眼衣原体感染无特异性临床表现,临床诊断较困难,常需实验室检查确诊。沙眼衣原体的妇女生殖道感染可通过测试尿液或采集宫颈口及阴道拭子标本诊断。诊断男性尿道沙眼衣原体感染可通过测试尿道拭子或尿液样本。在接受肛交的直肠沙眼衣原体感染的患者,可以通过测试诊断直肠拭子标本。培养、直接免疫荧光技术、酶联免疫技术、核酸杂交试验、PCR 技术可用于对子宫颈和男性尿道拭子标本沙眼衣原体检测。扩增技术为这些标本中最敏感的试验,FDA 已经开始使用的尿液检测,一些测试为阴道拭子标本。大多数的测试,包括 NAAT 和核酸杂交试验及与直肠拭子标本,是未经 FDA 承认的,衣原体培养液没有得到广泛的应用。一些非商业实验室已开始使用 NAAT 检测直肠拭子标本。

(一)细胞学检查

临床标本涂片后,行 Giemsa 染色,显微镜下在上皮细胞内找到包涵体,方法简便、价廉,但敏感性及特异性低,世界卫生组织不推荐作为宫颈沙眼衣原体感染的诊断手段。

(二)沙眼衣原体培养

诊断沙眼衣原体感染的金标准,敏感性和特异性高,但耗时、费钱、需一定的实验设备,限制了临床应用。取材时要先用一个棉拭子擦去宫颈口的黏液及脓液,再用另一个棉拭子伸到宫颈管内转动或用小刮勺刮取细胞,放入试管中送检。

(三)沙眼衣原体抗原检测

应用针对沙眼衣原体外膜蛋白或脂多糖的抗体检测抗原,是目前临床最常用的方法，包括：①直接免疫荧光法，敏感性 80%～85%，特异性 95%左右；②酶联免疫吸附试验，敏感性 60%～80%，特异性 97%～98%。

(四)沙眼衣原体核酸检测

PCR 及 LCR(连接酶链反应)敏感性最高，细胞培养阴性时亦能检出衣原体 DNA，但应防止污染而产生的假阳性。

(五)血清抗体检测

对诊断无并发症的生殖道感染价值不大，但在输卵管炎或盆腔炎时可明显升高，方法有补体结合试验、ELISA 及免疫荧光法。

本病主要与淋球菌性尿道炎进行鉴别，此外尚需排除白色念珠菌及滴虫的感染。此外，诊断为衣原体感染的患者还应该对其他性传播疾病进行检测。

五、治疗

治疗感染患者防止传染给性伴侣。此外，通常治疗感染沙眼衣原体的妊娠妇女防止出生时传染给婴儿。性伙伴治疗有助于防止患者再感染和其他性伴侣感染。选用的抗生素应具有良好的细胞穿透性，抗生素使用时间应延长并且使用半衰期长的药物。

治疗生殖器衣原体感染的 12 个随机阿奇霉素与多西环素的临床试验分析表明，两者治疗同样有效，分别为 97%和 98%微生物的治愈率。阿奇霉素具有更好的费-效关系，它是一个单一治疗剂量直接观察疗效的药物。然而，多西环素成本比阿奇霉素少，也没有较高的不良事件的风险。红霉素可能有效率比阿奇霉素或多西环素差，主要是因为胃肠道的不良反应。氧氟沙星和左氧氟沙星是有效的治疗办法，但比较昂贵。其他喹诺酮类药物由于对沙眼衣原体感染的效果不可靠，因而未进行充分疗效评价。

(一)沙眼衣原体宫颈黏膜炎的治疗

推荐方案是多西环素 100 mg，每天 2 次，连服 7 天或阿奇霉素 1 g 单次顿服。可选用方案有红霉素 500 mg，每天 4 次，连服 7 天；或琥乙红霉素 800 mg，每天 4 次，连服 7 天；或氧氟沙星 300 mg，每天 2 次，连服 7 天；或左氧氟沙星 500 mg，每天 1 次，连服 7 天。

(二)沙眼衣原体盆腔炎的治疗

选用多西环素 100 mg，每天 2 次，连服 14 天；或氧氟沙星 300～400 mg，每天 2 次，连服14 天。同时加用其他治疗盆腔炎的抗生素。

（三）性病性淋巴肉芽肿的治疗

可用多西环素 100 mg，每天 2 次；或米诺环素 100 mg，每天 2 次或四环素 500 mg，每天4 次，疗程均为 14～21 天。局部有淋巴结波动时可穿刺吸脓并注入抗生素，但严禁切开引流。直肠狭窄初期可做扩张术，晚期严重者和象皮肿者可采用手术治疗。

（四）衣原体性尿道炎

推荐方案是阿奇霉素 1 000 mg，口服，单次顿服；或多西环素 100 mg，口服，每天 2 次，连服 7 天。可选用方案有红霉素 500 mg，口服，每天 4 次，连用 7 天；或琥乙红霉素 800 mg，口服，每天 4 次，连服 7 天；或氧氟沙星 300 mg，口服，每天 2 次，连服 7 天；或左氧氟沙星 500 mg，口服，每天 2 次，连服 7 天。

（五）性伴侣治疗

性伙伴及时检查及治疗是必不可少的，以减少对再感染源头患者的风险。治疗期间均应禁止性生活，禁欲应持续到 7 天疗程结束。

（六）随访

除了孕妇（完成治疗后 3～4 周重复测试），由于沙眼衣原体对所推荐的治疗方案较少耐药，并且治疗成功者，3 周内仍有死亡病原体排出，可致衣原体检查假阳性，因此治疗后短期内（＜3 周）不建议为观察疗效而进行衣原体检查，除非未遵循推荐或未遵循可选方案、症状持续存在或怀疑再感染。衣原体重复感染较多见，因为患者的性伴侣没有治疗或患者与沙眼衣原体感染的新的伴侣性交，重复感染导致 PID 和其他并发症发生较最初的感染时风险升高，因此临床医师和卫生保健机构考虑建议衣原体感染治疗后 3～4 个月进行衣原体的检查。性伴侣亦应同时检查。

六、临床特殊情况的思考及建议

（一）妊娠合并沙眼衣原体感染

妊娠对沙眼衣原体的病程影响不大，但沙眼衣原体感染对妊娠有影响，尤其是分娩时能经产道感染新生儿。未治疗的沙眼衣原体感染孕妇所分娩的新生儿中，20％～50％出现新生儿结膜炎，10％～20％在 3～4 个月出现沙眼衣原体肺炎。此外，孕期沙眼衣原体感染可引起流产、早产、胎膜早破、低体重儿及产后子宫内膜炎。因此，对高危孕妇因进行沙眼衣原体的筛查，尤其是妊娠晚期。若发现沙眼衣原体感染应进行治疗。多西环素、氧氟沙星、左氧氟沙星是孕妇禁忌。

然而，临床经验和研究表明，阿奇霉素是安全有效的。推荐方案：阿奇霉素 1 000 mg，口服，单次顿服；或阿莫西林 500 mg，每天 3 次，连服 7 天。也可选用：红霉素 500 mg，口服，每天 4 次，连用 7 天；或红霉素 250 mg，口服，每天 4 次，连用 14 天；或琥乙红霉素 800 mg，每天 4 次，连服 7 天；或琥乙红霉素 400 mg，每天 4 次，连服 14 天。若胃肠道能耐受，低剂量的 14 天红霉素治疗方案可以考虑。而在妊娠期使用依托红霉素是禁忌，因为它有肝毒性。治疗后 3 周复查衣原体。

（二）新生儿衣原体感染

母亲患沙眼衣原体感染的新生儿应密切观察，新生儿沙眼衣原体感染多见于沙眼衣原体性结膜炎，在取标本时标本必须包含结膜细胞，而不是单独渗出液。沙眼衣原体感染的诊断意义不仅对新生儿的具体治疗具有重要价值，还必须确定母亲和她的性伴侣的治疗。如果评估为沙眼衣原体结膜炎，婴儿眼分泌物也进行淋球菌检测。一旦发现沙眼衣原体感染，立即治疗。推荐：红霉素或琥乙红霉素每天 50 mg/kg，分 4 次口服，连服 14 天。局部使用抗生素是不足的，而当全身使用抗生素时，局部抗生素的使用是不必要的。红霉素的有效率约 80%，因此后续的随访，建议确定是否初期治疗有效及评估随之而来的衣原体肺炎的可能性。沙眼衣原体肺炎的婴儿的症状、体征包括：①双肺重复断断续续咳嗽合并呼吸急促；②胸片双肺弥漫浸润气喘是罕见的，婴儿通常退烧。外周血嗜酸细胞数往往增加 400 cells/mm。由于临床表现各不相同，早期诊断和治疗应包括所有 1～3 个月衣原体感染的婴儿，他们可能有肺炎（特别是沙眼衣原体感染未经治疗产妇）。诊断注意事项为衣原体检测应从鼻咽部采集标本。组织培养是衣原体肺炎明确的标准。非培养检测（如 EIA、DFA 和 NAAT）可以使用，但对鼻咽部比眼部标本非培养检测灵敏度和特异性低。DFA 是唯一通过 FDA 擦拭鼻咽部标本检测沙眼衣原体。如果收集气管抽吸、肺活检标本，应检测沙眼衣原体。对沙眼衣原体感染者，确定其母亲和她的性伴侣的治疗，可以协助其婴儿疾病的管理。衣原体肺炎推荐用药：红霉素或琥乙红霉素每天 50 mg/kg，分 4 次口服，连服 14 天。红霉素的治疗由沙眼衣原体引起的肺炎的效果大约 80%，可能需要第 2 个疗程，后续随访建议确定肺炎是否治愈，因衣原体肺炎的婴幼儿在其童年期肺功能可能存在异常。

（三）儿童衣原体感染

虽然围产期传播沙眼衣原体的鼻咽感染，泌尿生殖道和直肠可能会持续一年，性虐待被视为儿童沙眼衣原体感染的原因之一。儿童推荐方案，体重<45 kg，红霉素或琥乙红霉素每天50 mg/kg，分 4 次口服，连服 14 天；体重≥45 kg，但年龄<8 岁，阿奇霉素 1 000 mg，口服，单次顿服；年龄>8 岁阿奇霉素 1 000 mg，口服，单次顿服或多西环素 100 mg，口服，每天 2 次，连用 7 天。

第五节　生殖器疱疹

生殖器疱疹（genital herpes，GH）是由单纯疱疹病毒（herpes simplex virus，HSV）感染引起的，最常见的一种性传播性疾病。单纯疱疹病毒-2 型是大多数生殖器疱疹的病因，几乎所有的单纯疱疹病毒-2 型为性接触感染。单纯疱疹病毒-1 型常常发生在儿童期，经非性传播途径，然而在发展中国家单纯疱疹病毒-1 型已成为生殖器疱疹常见的病因。在美国，单纯疱疹病毒-1 型是生殖器疱疹的重要的病因，并且在学生中有发病增加的趋势。

一、病因

生殖器疱疹是由单纯疱疹病毒引起的泌尿生殖器及肛周皮肤黏膜溃疡而引起的一种慢性、复发性、难治愈的 STD。HSV 属双链 DNA 病毒，分 HSV-1 及 HSV-2 两个血清型。50%的首次发作的 GH 由 HSV-1 引起，但是复发和亚临床脱落常常为 HSV-2 感染，确定引起 GH 的疱疹病毒类型可影响对患者预后的预测和咨询。

GH 可引起播散性 HSV 感染、病毒性脑膜炎、盆腔炎等一系列并发症，孕妇还可以引起胎儿感染和新生儿疱疹。在艾滋病流行地区，GH 增加了 HIV 感染的危险性，同时 HIV 的感染也改变了 GH 的流行状况和临床特点。HSV 感染也与宫颈癌的发生密切相关。

二、传播途径

由于 HSV 在体外不易存活，存在于皮损渗液、精液、前列腺液、宫颈及阴道的分泌物中，主要由性交直接传播，生殖器疱疹患者、亚临床或无表现排毒者及不典型生殖器疱疹患者为主要传染源，有皮损表现者传染性强。孕妇合并 HSV 感染，HSV 可通过胎盘造成胎儿宫内感染（少见）或经软产道感染新生儿（多见）。

三、发病机制

HSV是嗜神经病毒，经破损的皮肤黏膜进入角质形成细胞，在细胞内复制，细胞产生肿胀、变性、坏死，产生皮肤损害。感染细胞可与未感染细胞融合，形成多核巨细胞。也可不产生临床症状而沿感觉神经轴索迁移到骶神经节，形成潜伏感染。HSV感染后1周血中出现特异性IgM抗体，2周左右出现特异性IgG抗体，抗体可中和游离病毒，阻止病毒扩散，但抗体不能清除潜伏的病毒，也不能预防疱疹复发。在机体免疫力降低或某些因素如日晒、月经、寒冷、发热、劳累等的作用下，可激活潜伏的HSV，病毒沿感觉神经轴索下行到末梢而感染邻接的皮肤黏膜细胞并进行增殖，导致局部疱疹复发。

四、临床表现

初次感染生殖器疱疹的患者中，一半以上为隐性感染，即没有临床症状，显性感染只是少数，一般初次感染恢复后多数转为潜伏感染。可有原发性、复发性及亚临床三种表现。

（一）原发性生殖器疱疹

潜伏期2～20天，外生殖器和宫颈有烧灼感及溃疡，导致外阴疼痛，排尿困难，阴道流液和腹股沟淋巴结肿大；群集性丘疹，可单簇或散在多簇，好发部位为大小阴唇、阴道口、尿道口、阴道、肛门周围、大腿或臀部，约90%累及宫颈。亦有原发疱疹仅累及宫颈，宫颈表面易破溃形成大量排液。丘疹很快形成疱疹，疱液中可有病毒。2～4天疱疹破裂形成糜烂或溃疡，随后结痂自愈，若未继发细菌感染，不留痕迹。发病前可有全身症状如发热、全身不适、头痛、肌肉酸痛等。有报道42%的原发性HSV-2感染者及12%原发性HSV-1感染患者并发病毒性脑膜炎；病情平均经历2～3周缓慢消退，但容易复发。妊娠妇女原发性HSV感染较非妊娠妇女病情更易发展为重症。尤其是疱疹性口炎和疱疹性外阴阴道炎，可导致播散性的皮肤病变甚至累及内脏引起肝炎，脑炎，血小板减少，白细胞减少及凝血功能障碍。虽然在妊娠妇女中播散性的病变并不常见，但其致死率可高达50%。此外，在妊娠晚期发生原发性的HSV感染引起黏膜病变，更易导致传播性病变的发生并且经阴道分娩可传染给新生儿。

（二）复发性生殖器疱疹

50%～60%原发性感染患者在半年内复发。发病前局部烧灼感、针刺感或感觉异常，随后群簇小水疱很快破溃形成糜烂或小溃疡。复发者症状较轻，水疱和溃疡数量少，面积小，愈合时间短，病程 7～10 天，较少累及宫颈，腹股沟淋巴结一般不肿大，无明显全身症状。可间隔 2～3 周或月余复发多次。大多数的复发性生殖器疱疹是 HSV-2 感染，由于 HSV-2 较 HSV-1 更易复活。

(三)亚临床性生殖器疱疹

又称不典型生殖器疱疹，有报道可占感染者的 50%～70%，较难识别，有时仅表现为大小阴唇上的细微裂口、表浅糜烂，甚至是局限性红斑，除皮疹不典型外，部位也不典型，如有的在肛门周围、臀部骶尾部、会阴部，甚至下腹部。由于症状或部位的非特异性易被忽略，耽搁了就诊时间也成为该病的主要传染源。

五、诊断

在生殖器疱疹的临床诊断中存在敏感性和特异性不足的问题。许多 HSV 感染缺乏典型的疼痛性多发性水疱或溃疡性皮损。临床诊断生殖器疱疹时有必要进行实验室检测。根据病毒学或血清学检测对病毒分型，确定对性传播疾病(STD)患者或 STD 高危患者的处理。

(一)病毒检测

直接识别病毒或病毒成分(表 4-1)。

表 4-1 单纯疱疹病毒直接检测方法

方法	标本	敏感性	特异性	优点	缺点
病毒培养	皮损处或黏膜 疱疹液 溃疡 结痂 无病变的黏膜 不明确的活检 涂片显微镜检 新生儿	 >90% 95% 70% 30%	100%	金标准 取样方便 病毒分型 取决于表象 由实验室条件决定	特殊的实验室 需要培养基避光 运送迅速、低温 2/7 天出结果 不适合 CFS
细胞学诊断	皮肤黏膜 活检 涂片显微镜检	73%～100%	100%	简单、快速、便宜、可重复	病变需新鲜、完整、间隔 1/3

续表

方法	标本	敏感性	特异性	优点	缺点
免疫荧光	涂片、病损	41%～70%	>95%	迅速(<4小时)可分型	新鲜疱疹
病毒抗原检测	疱疹基底面涂片				要求有实验技术
	病损涂片	41%～80%	80%	取样简单	严格要求新鲜疱疹
EIA/ELISA	疱疹基底液			迅速(<4小时)可分型，不要求样本完整	
检测病毒DNA	CSF	97%～98%	～100%	最敏感方法，24～48小时出结果	特殊实验室要求未标准化
	玻璃体液			可行病毒分型	不适合所有标本
	体液			耐药型别的分型适合CSF	
	皮肤，疱疹液或无病损			Real-time PCR迅速扩增	污染可能，昂贵
	黏膜			定量分析可以，减少污染可能	

1.病毒培养

取皮损处标本进行病毒培养、分离、鉴定、分型，是诊断 HSV 感染的金标准，但操作复杂，花费大，敏感性低，尤其对于复发性 GH。

2.细胞学检查

以玻片在疱疹底部作印片，Wright-Giemsa 染色，显微镜下见到具有特征性的多核巨细胞或核内嗜酸性包涵体，此法敏感性低、特异性低，不能作为诊断 HSV 感染的可靠依据。

3.核酸检测

可应用核酸杂交技术及 PCR 技术诊断生殖器疱疹，可提高诊断的敏感性并进行分型。PCR 特别适用于诊断中枢系统的 HSV 感染，但应用 PCR 检测 HPV 尚未被 FDA 批准。

仍需注意的是由于感染者为间歇性排毒，培养或 PCR 阴性并不一定代表不存在感染。

(二)血清学检测

间接的方法(表 4-2)。病毒抗原检测:从皮损处取标本,以单克隆抗体直接免疫荧光试验或酶联免疫吸附试验检测 HSV 抗原,是临床常用的快速诊断方法,敏感度为 80%～90%,特异度>96%。疱疹病毒血清学检测主要用于:①复发性及不典型症状生殖器疱疹但病毒培养阴性患者;②临床诊断为生殖器疱疹,但无实验室的诊断依据;③性伴侣患生殖器疱疹。

表 4-2 间接 HSV 诊断方法

方法	标本	敏感性	特异性	优点	缺点
Western Blot	血清	～100%	～100%	区分 HSV-1 和 HSV-2,早期检测前 HSV-1 和 HSV-2 的血清转换	昂贵,商业化难,2～3 天出结果
EIA	血清	93%～98%	93%～98%	区分 HSV-1 和 HSV-2,易商业化,比 Western Blot 便宜	敏感度较低;(相对于扩增),商用的仅对 HSV-2
POCT	毛细血管血	96%	87%～98%	快速 6 分钟;易实行;可检测出 80%;4 周内血清转换	昂贵;不能大规模筛查;不能排除试验混杂的 HSV-2 片段

六、治疗

生殖器疱疹为复发性疾病,目前尚无彻底治愈方法。治疗目的是减轻症状,缩短病程,减少 HSV 排放,控制其传染性。抗病毒治疗可使大部分有临床症状的患者获益。

(一)注意休息

避免饮酒及过度性生活,出现临床症状时应避免性生活。

(二)抗病毒治疗

以全身性抗病毒药物为主。

1.原发性生殖器疱疹

常常首次发作症状轻微,但不久会长期出现较严重的症状,所以原发性生殖器疱疹需要接受抗病毒治疗。推荐:阿昔洛韦 400 mg,每天 3 次,连用 7～10 天;或阿昔洛韦 200 mg,每天 5 次,口服,连用 7～10 天;或伐昔洛韦 1 000 mg,每天

2次,口服,连用7～10天;或泛昔洛韦250 mg,每天3次,口服,连用5～10天。但若未完全治愈,疗程可超过10天。

2.复发性生殖器疱疹

最好在出现前驱症状或皮损出现24小时内开始治疗,有助于缩短病程、缓解症状,对于此类患者应长期备药且及时服用。推荐:阿昔洛韦400 mg,每天3次,口服,连用5天;或阿昔洛韦800 mg,每天2次,口服,连用5天;或阿昔洛韦800 mg,每天3次,口服,连用2天;或泛昔洛韦125mg,每天2次,口服,连用5天;或泛昔洛韦1 000 mg,每天2次,口服,服用1天;或伐昔洛韦500 mg,每天2次,口服,连用3天;或伐昔洛韦1 000 mg,每天1次,口服,连用5天。

3.频繁复发患者(1年复发6次以上)

为减少复发次数,可用抑制疗法,可降低复发性GH患者70%～80%复发频率。推荐:阿昔洛韦400 mg,每天2次,口服;或伐昔洛韦500 mg,每天1次,口服;或泛昔洛韦250 mg,每天2次,口服,连用5天。这些药物需长期服用,一般服用4个月至1年。但是对生殖器疱疹极频繁复发者(≥10次/年),伐昔洛韦500 mg,口服,每天1次的疗效低于伐昔洛韦或阿昔洛韦的治疗剂量。许多研究比较泛昔洛韦或伐昔洛韦与阿昔洛韦,研究显示三者临床结果相似。

4.严重感染

指原发感染症状严重或皮损广泛者。推荐:阿昔洛韦每次5～10 mg/kg,每8小时1次,静脉滴注,连用2～7天或直至临床症状消退,随后改为口服药物抗病毒治疗,总疗程不少于10天。

(三)局部治疗

保持患处清洁、干燥,皮损处外涂3%阿昔洛韦霜、1%喷昔洛韦乳膏或酞丁胺霜等。

七、治愈标准及预后

患处疱疹损害完全消退,疼痛、异常以及淋巴结肿痛消失为治愈。此病虽易复发,但预后良好。

八、HIV感染合并生殖器疱疹

HIV感染合并生殖器疱疹常具有以下特点。

(1)病情严重,病程长,可表现为广泛性、多发性、慢性持续性溃疡及坏死,疼痛剧烈。

(2)临床复发更加频繁,排毒时间长,可持续1个月以上。

(3)并发症多且更严重，常合并细菌或白念珠菌感染，易发生疱疹性脑膜炎及播散性 HSV 感染。

(4)治疗较困难，对阿昔洛韦易产生耐药性，常需进行病毒抑制治疗。发作期治疗，推荐用阿昔洛韦 400 mg，口服，每天 3 次，连服 5～10 天；或泛昔洛韦 500 mg，口服，每天 2 次，连服 5～10 天；或伐昔洛韦 1 000 mg，口服，每天 2 次，连服 5～10 天。抑制病毒治疗，推荐用阿昔洛韦 400～800 mg，口服，每天 2～3 次；或泛昔洛韦 500 mg，口服，每天 2 次；或伐昔洛韦 500 mg，口服，每天 2 次。

免疫缺陷使用推荐剂量的抗病毒药是安全的，严重 HSV 感染者可使用静脉抗病毒治疗，但若在抗病毒期间疱疹复发需考虑病毒耐药可能。所有阿昔洛韦耐药病例对伐昔洛韦均耐药，对大部分泛昔洛韦也耐药。耐阿昔洛韦的患者对膦甲酸常有效，剂量为 40 mg/kg，静脉滴注，每8 小时 1 次至临床症状消失。也可局部应用 1%西多福韦，每天 1 次，连用 5 天。

九、临床特殊的问题的思考与建议

(一)妊娠合并生殖器疱疹

孕妇患 GH 有两种情况。一种是孕妇在怀孕时首次感染 HSV 病毒，而另一种是孕妇在怀孕前就曾患 GH，在怀孕时 GH 复发。临近分娩孕妇感染 HSV 传染给新生儿的危险是 30%～50%，而复发性 GH 及孕中期感染 HSV 的母亲感染新生儿的危险＜1%。但因复发性 GH 比孕期初次感染 HSV 的要多得多，故新生儿从复发性 GH 的母亲感染 HSV 的数量也是很可观的。HSV 感染可造成胎儿宫内发育迟缓、流产、早产甚至死产，产道分娩也可能引起胎儿感染。故预防新生儿疱疹主要依靠预防 HSV 孕晚期的感染及避免新生儿分娩时暴露在破损的疱疹下。临床研究表明，患有 GH 孕妇，全身应用阿昔洛韦、伐昔洛韦和泛昔洛韦治疗孕妇的安全性尚未确定，但和一般人群比较，早孕期应用阿昔洛韦未增加出生缺陷。故孕妇在怀孕后 GH 复发或者首次患 GH，只要及时接受抗病毒治疗，一般不会出现明显的疱疹症状，大多数孕妇能够安全地妊娠，甚至能够进行正常的阴道分娩。若分娩前病情处于活动期，则应行剖宫产，减少胎儿经阴道分娩时感染病毒的机会，但剖宫产不能完全排除疱疹病毒传播给婴儿的风险。

(二)新生儿疱疹

对病毒学检查或临床观察推测产时已接触 HSV 的新生儿要严密随访，可做病毒动态监测，以在临床症状出现前发现 HSV 的感染。也有专家建议对这些婴儿应用阿昔洛韦治疗。对所有存在新生儿疱疹病毒感染征象者均应及时评估，并对这些婴儿选择阿昔洛韦治疗，阿昔洛韦20 mg/kg，静脉滴注，每 8 小时 1 次，如感染播散到中枢神经系统，疗程为 21 天；如感染限于皮肤、黏膜，疗程为 14 天。

第六节　获得性免疫缺陷综合征

获得性免疫缺陷综合征（acquired immune deficiency syndrome，AIDS），又称艾滋病，是由人类免疫缺陷病毒（human immunodeficiency virus，HIV）引起的性传播疾病。HIV 可引起 T 淋巴细胞损害，导致持续性免疫缺陷，多个器官出现机会性感染及罕见恶性肿瘤，最后导致死亡。HIV 属反转录 RNA 病毒，有 HIV-1、HIV-2 两个型别，引起世界流行的是 HIV-1，HIV-2 主要在西部非洲局部流行。数据显示，全世界大概有 330 万人携带 HIV 病毒生存，大概 270 万人感染上 HIV，200 万人死于艾滋病。

一、传播途径

HIV 可存在于感染者的血液、精液、阴道分泌物、眼泪、尿液、乳汁、脑脊液中。艾滋病患者及 HIV 携带者均具有传染性。传播途径如下。①性接触传播：包括同性接触及异性接触。以往同性恋是 HIV 的主要传播方式，目前异性之间的传播日趋严重。②血液传播：见于吸毒者共用注射器；接受 HIV 感染的血液、血制品；接触 HIV 感染者的血液、黏液等。③母婴传播：HIV 在妊娠期能通过胎盘传染给胎儿，或分娩时经软产道及出生后经母乳喂养感染新生儿。具有下列情况的孕妇易将病毒传染给胎儿。①早产；②孕期患 STD；③孕期出现条件感染；④生育过 HIV 感染儿；⑤p24 阳性；⑥GP120 抗体水平低；⑦CD4 计数＜4×10^{6}/L 及有 HIV 感染症状者。

二、发病机制

最近的研究显示，导致艾滋病的机制始动于感染后的最初数周至数月。急性感染期大量病毒复制，使淋巴外组织的 CD4＋效应记忆 T 细胞严重缺失，免疫系统显著受损，决定了免疫系统最终衰竭；慢性无症状期普遍的免疫活化，进行性的摧毁免疫系统功能组织，降低其再生能力，最终变为艾滋病。

HIV 病毒体外层的脂蛋白包膜中嵌有 gp120 和 gp41 两种糖蛋白，gp120 与淋巴细胞表面的CD4糖蛋白有嗜亲性，可与其特性异结合；gp41介导病毒包膜与宿主细胞膜融合。因此，HIV进入人体到达血液后，选择性的侵入CD4＋淋巴细胞。HIV侵入CD4＋淋巴细胞后，在病毒反转录酶作用下，合成DNA，并整合到宿主细胞的染色体，整合的病毒DNA既可在细胞内复制、形成完整的病毒体释放出细胞外，细胞死亡，感染新的细胞，也可呈潜伏感染状态，随细胞分裂而进入子代细胞。感染初期，HIV大量复制，产生病毒血症，临床表现为急性HIV感染症状。由于HIV的细胞内大量复制，导致$CD4^+$淋巴细胞损伤、死亡，$CD4^+$ T细胞明显减少。黏膜部位主要的$CD4^+$ T细胞是效应记忆T细胞，这些细胞表达趋化因子CCR5，CCR5是HIV感染靶细胞需要的辅助受体，所以$CCR5^+$ $CD4^+$ T细胞是急性感染阶段病毒感染的靶细胞，这些细胞主要位于胃肠道。然后在机体的免疫作用下，$CD8^+$ CTL活化，杀伤HIV感染细胞，同时产生HIV抗体，病毒血症很快被清除，$CD4^+$淋巴细胞数量回升。但HIV未被完全杀死，进入持续潜伏感染状态，HIV处于缓慢复制阶段，临床表现为无症状HIV感染。随着HIV不断复制、扩散，$CD4^+$淋巴细胞不断死亡，如此周而复始，最后导致$CD4^+$淋巴细胞耗竭，免疫功能严重破坏，并发各种条件致病菌的感染和肿瘤，临床表现为艾滋病，导致死亡。

三、临床表现

从感染HIV到发展为艾滋病的潜伏期长短有显著的个体差异，短至几个月，长达17年，平均10年。由于HIV感染后期常发生各种机会性感染及恶性肿瘤，因此，临床表现多样化。我国的《HIV/AIDS诊断及处理原则》标准中，将艾滋病分为3个阶段。

(一)急性HIV感染期

部分患者在感染HIV初期无症状，但大部分HIV感染后6天至6周内可出现急性症状，临床主要表现为：①发热、乏力、咽痛、全身不适等上呼吸道感染症状；②个别有头痛、皮疹、脑膜炎或急性多发神经炎；③颈、腋及枕部有大淋巴结，类似传染性单核细胞增多症；④肝脾大。上述症状可自行消退。在感染HIV 2～3个月后出现HIV抗体阳性，95%感染者在6个月内HIV抗体阳性。从感染HIV至抗体形成的时期，称为感染窗口期。窗口期HIV抗体检测阴性，但具有传染性。

(二)无症状HIV感染

临床常无症状及体征。血液中不易检出HIV抗原，但可以检测到HIV

抗体。

(三)艾滋病

临床表现为:①原因不明的免疫功能低下;②持续不规则低热超过 1 个月;③持续原因不明的全身淋巴结肿大(淋巴结直径＞1 cm);④慢性腹泻超过 4~5 次/天,3 个月内体重下降＞10%;⑤合并口腔假丝酵母菌感染、卡氏肺囊虫肺炎、巨细胞病毒感染、弓形虫感染、隐球菌脑膜炎、进展迅速的活动性肺结核、皮肤黏膜的 Kaposi 肉瘤、淋巴瘤等;⑥中青年患者出现痴呆症状。

美国疾病控制中心将艾滋病分成三种不同的临床表现:无症状的 HIV 感染、艾滋病有关的复合症和艾滋病。美国疾病控制中心对艾滋病的临床进行的分类。

1.第Ⅰ组

急性 HIV 感染:临床表现为一过性的传染性单核细胞增多症,血液抗 HIV 抗体阳性。

2.第Ⅱ组

无症状的 HIV 感染:抗 HIV 抗体阳性,没有Ⅲ、Ⅳ组的临床症状,临床检查均属正常范围。

3.第Ⅲ组

持续全身淋巴结肿大:在腹股沟以外的其他部位,有两个以上直径在 1 cm 以上,持续 3 个月原因不明的淋巴结肿大。

4.第Ⅳ组

有其他临床症状:又分 5 个亚型。

(1)A 亚型:有非特异的全身症状,如持续一个月以上的发热,腹泻,体重减轻 10%以上,而找不出其他原因。

(2)B 亚型:表现神经系统的症状,如痴呆,脊髓病,末梢神经病变的症状,而找不出病因。

(3)C 亚型:二重感染,由于 HIV 感染后引起细胞免疫功能不全导致合并二重感染,又分二类。①C1:根据美国疾病控制中心所记录对艾滋病常见感染,如卡氏肺囊虫肺炎、慢性隐球孢子病、弓形体病、间质外类圆线虫病、念珠菌病(食管、支气管及肺)、隐球菌病、组织胞浆菌病、鸟型结核分枝杆菌、巨细胞病毒感染、慢性播散性疱疹和进行性多发性白质脑病等。②C2:其他常见感染有以下六种,口腔内毛状白斑症、多层性带状疱疹、复发性沙门菌血症、奴卡菌症、结核和口腔内念珠菌病。

(4)D 亚型:继发肿瘤。由于细胞免疫功能不全而发生的恶性肿瘤,主要是 Kaposi 肉瘤,非霍奇金淋巴瘤和脑的原发性淋巴瘤。

(5)E 亚型:其他合并症。由 HIV 感染引起细胞免疫功能不全而引起的不属于以上其他亚型的并发症,如慢性淋巴性间质性肺炎。

以上第Ⅰ～Ⅲ组无合并其他感染,第Ⅳ组中 A、B 亚型已出现临床症状,第Ⅳ组中 C、D、E 亚型已有各种合并感染和肿瘤。

四、实验室检查

(一)HIV 抗体检测

初筛试验有酶联免疫吸附试验和颗粒凝集试验(加未致敏颗粒应显示阴性反应,而加致敏颗粒如显示凝集反应者则为阳性),确认试验有免疫印迹试验。

(二)病毒培养

病毒分离培养是诊断 HIV 感染最可靠的方法(需要 30 mL 血液,不适合新生儿)。

(三)病毒相关抗原检测

双抗体夹心法检测 HIV 相关抗原 p24。

(四)核酸检测

PCR 技术检测血浆中 HIV RNA。

(五)其他

CD4 细胞的计数和其他机会性感染原或抗体的检测。

五、诊断

(一)小儿 HIV/AIDS 的诊断标准

由于母亲的抗体在小儿的体内可持续存在超过 18 个月以上,所以小于 18 个月的小儿应行病毒检测(一般是 HIV DNA 或 RNA 分析)确定其感染状态。CDC 感染监测机构明确认定小儿两次不同的标本病毒结果,阳性患儿被认为确定感染了 HIV 或者大于 18 个月的小儿或者病毒试验阳性或者 HIV 抗体试验阳性。

中国疾病预防控制中心(CDC)修订了实验室的标准对于年龄很小的孩子感染监测允许假设排除 HIV 感染:一个孩子未予母乳喂养假设未感染:无临床或实验室感染 HIV 的证据并且两次病毒检测阴性(一次大于等于出生后 2 周,一次大于等于出生后 4 周无病毒检测阳性;或者大于等于出生后 8 周病毒检测阴性和未检测到病毒阳性;或者大于等于出生后6个月一次HIV抗体阴性)。确定无HIV感染的依据为两次病毒检测阴性(一次大于等于出生后1个月,一次大于等于出生后4个月,或大于等于出生后6个月至少两次不同的标本HIV抗体均阴性)。而这个新的假设能够确定出生6周后是否患有HIV,得以避免开始PCP的预防。

(二)成人HIV/AIDS的诊断标准

根据病史、临床表现及实验室检查诊断。我国关于《HIV/AIDS诊断及处理原则》的诊断标准如下。

1.急性HIV感染

(1)流行病学史包括以下几方面。①同性恋或异性恋者有多个性伴侣史,或配偶或性伴侣抗HIV抗体阳性;②静脉吸毒史;③用过进口Ⅷ因子等血液制品;④与HIV/AIDS患者有密切接触史;⑤有过梅毒、淋病、非淋菌性尿道炎等性病史;⑥出国史;⑦抗HIV(+)者所生的子女;⑧输入未经抗HIV检测的血液。

(2)实验室检查:①周围血WBC及淋巴细胞总数起病后下降,以后淋巴细胞总数上升可见异型淋巴细胞。②CD4/CD8比值大于1。③抗HIV抗体由阴性转阳性者,一般经2～3个月才转阳性,最长可达6个月,在感染窗口期抗体阴性。④少数患者感染初期血清P24抗原阳性。

2.无症状HIV感染

流行病学史同急性HIV感染。临床表现同上述临床表现。实验室检查:①抗HIV抗体阳性,经确诊试验证实;②CD4淋巴细胞总数正常,CD4/CD8大于1;③血清P24抗原阴性。

3.艾滋病

流行病学同急性HIV感染。临床表现同上述临床表现。实验室检查:①抗HIV抗体阳性经确诊试验证实者;②P24抗原阳性;③CD4淋巴细胞总数小于2×10^{6}/L或($2\sim5$)$\times10^{6}$/L;④CD4/CD8小于1;⑤周围血WBC、Hb下降;⑥β_2微球蛋白水平增高;⑦可找到上述各种合并感染的病原学或肿瘤的病理依据。

4.病例分类

(1)HIV感染者需具备抗HIV抗体阳性,急性HIV感染系高危人群在追踪过程中抗HIV阳转。

(2)若有流行病学史,或有艾滋病临床表现,并且同时具备上述艾滋病实验检查7项中的①③⑦三项者为艾滋病。

六、治疗

经过长时间的研究与应用,艾滋病的死亡率已经有所下降,艾滋病也由一种急性病转变为一种像乙肝一样的慢性病。但是HIV感染和艾滋病目前尚无治愈方法,主要采取一般治疗、抗病毒药物及对症处理。

(一)何时开始治疗

对于有症状的HIV感染者,不管其CD4+T细胞数或病毒负荷如何,以及CD4+T细胞数<0.2×10^9/L的无症状患者,建议起始治疗不变。对于CD4+T细胞数在($0.2\sim0.35$)$\times10^9$/L范围内的患者,起始治疗应认真考虑和实行个体化方案。

(二)一般治疗

对HIV感染和艾滋病患者给予积极的心理治疗,嘱其注意休息,加强营养及劳逸结合,避免传染给他人。

(三)抗病毒药物的种类与作用机制

(1)核苷类反转录酶抑制剂(NRTI)抑制剂药物有5个,单独运用疗效有限。

(2)蛋白酶抑制剂(PI):其作用抑制蛋白酶,妨碍前体蛋白裂解或结构蛋白或功能性蛋白从而阻止病毒装配形成完整的病毒颗粒,但并不能清除体内已有的HIV。

(3)非核苷类反转录酶抑制剂(NNRTIS):为一组强有力的化合物,可高效地阻止对核苷类抑制剂敏感的或耐药的HIV-1的复制。

联合用药(鸡尾酒疗法)可增加疗效。联合用药多选2种NRTI加1种N-NRTI的三联治疗,也可选用2种NRTIS加2种PI的四联治疗。注意d4T和DDC不能联合应用。联合用药要注意经证实有效的,有协同作用的,没有交叉耐受,无蓄积毒性,具有实用性。用1个PIs联合2个NRTIs的三药联合疗法,它可以使血浆中HIV RNA下降并长期维持在检测水平以下。这种合理且有效的联合用药被称之为高效抗反转录病毒治疗(HAART)。高效抗反转录病毒治疗已经广泛应用于各个国家和地区,高效反转录病毒治疗应用,也让艾滋病转变为一种慢性病。

(4)其他:恩夫韦肽是一种HIV-1融合抑制剂,使作用于融合最后一步gp4的N末端疏水肽灌入细胞膜的一种抑制剂。有助于减少体内的HIV数量以及增加CD4+T细胞的数量。有研究表明该药物有不错的疗效。HIV疫苗,目前尚在研究中。

(四)抗病毒药物治疗方案的选择

鼓励临床医师评估患者整体情况,不只是评估艾滋病的状况,而是整个共存的环境。“在所有患者中,耐药性试验应该作为基本检验的一部分进行。”对感染非耐药病毒患者的初始治疗方案建议稍有改变,一线选择为一个 NNRTI 或者以利托那韦蛋白酶抑制剂(PI)为主,再加上双核苷反转录酶抑制剂(NRTI)成分,有大量随机对照试验的证据可寻。在初始方案中不要使用达芦那韦,但是可以给那些对其他 PIs 耐药的患者使用。最近对阿巴卡韦的超敏反应研究结果表明,其可能降低高病毒载量患者(每毫升＞10 拷贝)的疗效,并且增加患心血管疾病的风险,因此建议在方案中应谨慎使用该药。如果以 NNRTI 为基础的一线治疗方案失败,应该用 2 种有效的 NRTIs 加 1 种利托那韦蛋白酶抑制剂治疗。根据 NRTI 基因变异情况,可以考虑使用依曲韦林。以蛋白酶抑制剂为基础的治疗方案失败更复杂,取决于基因屏障。如果发现得早,将 NRTI 改为 2 种有效的药物可能足够挽救此方案。但是随着耐药性的加剧,医师应该考虑使用达芦那韦或替拉那韦。建议中的一个改变是更加注重充分抑制病毒。雷特格韦的批准使用已经给我们在抑制多重耐药 HIV 感染者病毒方面带来了又一次飞跃。恩夫韦肽仍是一个重要选择,但与日常注射相关的问题及其他替代药物如雷特格韦或马拉韦罗的出现使其使用减少。雷特格韦在首次试用中效果明显,但它引发了一个问题,整合酶抑制剂是否可以完全替代现有的药物,还未考虑成熟。当前的一线治疗方案很好,使用也很简单,并且注意保留部分药物以备对现有药品耐药的患者使用。

(五)免疫调节药物的应用

(1)干扰素 α 每次 300 万 U,皮下注射或肌内注射,每周 3 次,3～6 个月 1 个疗程。

(2)白细胞介素-2 每次 250 万 U,连续静脉滴注 24 小时,每周 5 天,共 4～8 周。

(3)丙种球蛋白定期使用,能减少细菌性感染的发生。

(4)中药如香菇多糖、丹参、黄芪均有调整免疫功能。

(六)常见合并症的治疗

常见的合并症有机会性感染和肿瘤。机会性感染包括各种原虫(弓形体、隐孢子虫等)、细菌(革兰阴性菌和阳性菌)、病毒(肝炎病毒、疱疹病毒、巨细胞病毒、EB 病毒等)和真菌感染(念珠菌、卡氏肺孢子虫、隐球菌等)。对于这些合并症一般采取对症治疗。

1.口腔、食道念珠菌感染

双性霉素乙 0.6 mg/kg，每天一次，静脉滴注，连用 7～10 天。

2.卡氏肺囊虫肺炎

可口服复方新诺明 2～4 片/次，3～4 次/天，回复后剪断服用以防复发。

3.细菌性感染

可口服喹诺酮类药物。

4.播散性带状疱疹

口服阿昔洛韦 200 mg，每天 5 次，10 天；或伐昔洛韦 300 mg，每天 2 次，10 天。

5.Kaposi 肉瘤的治疗

在皮损内注射长春花碱，放射治疗，柔红霉素脂质体、阿霉素、博来霉素及长春花碱联合治疗，以及大剂量干扰素 α，但其疗效是暂时性的。

七、预防

目前，该病虽可控制，但尚无根治之法疫苗研究尚未成功，预防相当重要。开展健康教育，普及艾滋病知识，禁止滥交，取缔暗娼；避免与 HIV 感染者、艾滋病患者及高危人群发生性接触；提倡安全性行为，包括使用避孕套；使用血液，必须经 HIV 检测；防止医源性感染、注射器、针头、手术器械必须严格消毒，有条件的地方用一次性针筒和针头；艾滋病患者或感染 HIV 的妇女避免妊娠，一旦怀孕应行人工流产，对已出生的婴儿应避免母乳喂养。

八、临床特殊情况的思考和建议

妊娠合并获得性免疫缺陷综合征：约 82％的 HIV 感染的孕妇并无症状，12％有 HIV 相关症状，仅 6％表现为艾滋病。孕妇的感染途径也多为性接触，其次为吸毒。孕妇感染 HIV 能通过胎盘传染给胎儿，或分娩时经软产道及出生后经母乳喂养感染新生儿。妊娠期因免疫抑制，可能影响 HIV 感染病程，加速 HIV 感染者从无症状期发展为艾滋病，45％～75％无症状孕妇在产后 28～30 个月后出现症状。但目前对 HIV 感染是否会引起不良妊娠结局，尚无定论。妊娠期的一般治疗、抗病毒治疗及对症处理的原则基本同非妊娠期。HIV 感染本身不是剖宫产的绝对指征。若新生儿出生后经检测未感染 HIV，禁止母乳喂养。

第五章 异常妊娠

第一节 流 产

妊娠不足28周、胎儿体重不足1 000 g而终止者称为流产。孕12周前终止者称为早期流产，孕12周至不足28周终止者称为晚期流产。这个定义不是固定不变的，妊娠20周至不足28周之间流产的胎儿体重在500 g至1 000 g，有存活的可能，称为有生机儿，美国等国家把流产定义为妊娠20周前终止妊娠者。流产又分为自然流产和人工流产两类。机械或药物等人为因素终止妊娠者称为人工流产，自然因素导致的流产称为自然流产。本节仅阐述自然流产。自然流产率占全部妊娠的10%～15%，其中80%以上为早期流产。

一、病因

(一)胚胎因素

胚胎染色体异常是流产的主要原因。早期流产胚胎检查发现50%～60%有染色体异常。夫妇任何一方有染色体异常也可传至子代，导致流产。染色体异常包括：①数目异常。多见三体、单体X、三倍体及四倍体。②结构异常。染色体分带技术监测可见易位、断裂、缺失。除遗传因素外，感染、药物等不良作用也可引起胚胎染色体异常，常在12孕周前发生流产，即使少数妊娠至足月，出生后可能为畸形儿或有代谢及功能缺陷。如发生流产，排出物往往为空胎囊或退化的胚胎，故应仔细检查流产产物。

(二)母体因素

1.全身性疾病

全身性感染时高热可促进子宫收缩引起流产，梅毒螺旋体、流感病毒、巨细胞病毒、支原体、衣原体、弓形体、单纯疱疹病毒等感染可导致流产；孕妇患心力衰竭、严重贫血、高血压、慢性肾炎及严重营养不良等缺血缺氧性疾病也可导致流产。

2.内分泌异常

黄体功能不足可致早期流产。甲状腺功能低下、严重的糖尿病血糖未控制均可导致流产。

3.免疫功能异常

与流产有关的免疫因素有配偶的组织兼容性抗原（HLA）、胎儿抗原、血型抗原（ABO 及 Rh）和母体的自身免疫状态。父母的 HLA 位点相同频率高，使母体封闭抗体不足也可导致反复流产。母儿血型不合、孕妇抗磷脂抗体产生过多、抗精子抗体的存在，均可使胚胎受到排斥而发生流产。

4.生殖器异常

畸形子宫如子宫发育不良、单角子宫、双子宫、子宫纵隔、宫腔粘连及子宫肌瘤均可影响胚囊着床和发育而导致流产。宫颈重度裂伤、宫颈内口松弛、宫颈过短常导致胎膜破裂而流产。

5.创伤刺激

子宫创伤如手术、直接撞击、性交过度也可导致流产；过度紧张、焦虑、恐惧、忧伤等精神创伤也有引起流产的报道。

6.不良习惯

过量吸烟、酗酒，吗啡、海洛因等毒品均可导致流产。

（三）环境因素

砷、铅、甲醛、苯、氯丁二烯、氧化乙烯等化学物质过多接触，均可导致流产。

二、病理

流产过程是妊娠物逐渐从子宫壁剥离，然后排出子宫。孕 8 周以前的流产，胚胎多已死亡，胚胎绒毛与底蜕膜剥离，导致其剥离面出血，坏死胚胎犹如宫内异物，刺激子宫收缩及宫颈扩张。由于此时绒毛发育不全，着床还不牢固，妊娠物多可完全排出，出血不多。早期流产常见胚胎异常，类型为无胚胎、结节状胚、圆柱状胚、发育阻滞胚、肢体畸形及神经管缺陷。孕 8～12 周时绒毛发育茂盛，与底蜕膜联系较牢固，流产时妊娠物往往不易完整排出而部分滞留宫腔，影响子宫收缩，出血量多，且经久不止；孕 12 周后，胎盘已完全形成，流产时先出现腹痛，继而排出胎儿和胎盘，如胎盘剥离不全，可引起剥离面大量出血。胎儿在宫腔内死亡过久,可被血块包围,形成血样胎块而引起出血不止。也可吸收血红蛋白而形成肉样胎块,或胎儿钙化后形成石胎。其他还可见压缩胎儿、纸样胎儿、浸软胎儿、脐带异常等病理表现。

三、临床表现

临床表现主要为停经后阴道流血和腹痛。

(一)停经

大部分的自然流产患者均有明显的停经史,结合早孕反应、子宫增大,以及B超检查发现胚囊等表现能够确诊妊娠。但是,如果妊娠早期发生流产,流产导致的阴道流血很难与月经异常鉴别,往往没有明显的停经史。有报道提示,大约50%流产是妇女未知已孕就发生受精卵死亡和流产。对于这些患者,要根据病史、血、尿 HCG 及 B 超检查的结果综合判断。

(二)阴道流血和腹痛

早期流产者常先有阴道流血,而后出现腹痛。由于胚胎坏死,绒毛与蜕膜剥离,血窦开放,出现阴道流血;剥离的胚胎及血液刺激子宫收缩,排出胚胎,产生阵发性下腹疼痛;当胚胎完全排出后,子宫收缩,血窦关闭,出血停止。晚期流产的临床过程与早产及足月产相似,经过阵发性子宫收缩,排出胎儿及胎盘,同时出现阴道流血。晚期流产时胎盘与子宫壁附着牢固,如胎盘粘连仅部分剥离,残留组织影响子宫收缩,血窦开放,可导致大量出血、休克、甚至死亡。胎盘残留过久,可形成胎盘息肉,引起反复出血、贫血及继发感染。

四、临床分型

按流产发展的不同阶段,分为以下临床类型。

(一)先兆流产

停经后出现少量阴道流血,常为暗红色或血性白带,无妊娠物排出。流血后数小时至数天可出现轻微下腹痛或腰骶部胀痛。宫颈口未开,子宫大小与停经时间相符。经休息及治疗后,症状消失,可继续妊娠;如症状加重,则可能发展为难免流产。

(二)难免流产

难免流产又称为不可避免流产。在先兆流产的基础上,阴道流血增多,腹痛加剧,或出现胎膜破裂。检查见宫颈口已扩张,有时可见胚囊或胚胎组织堵塞于宫颈口内,子宫与停经时间相符或略小。B超检查仅见胚囊,无胚胎或胚胎血管搏动也属于此类型。

(三)不全流产

难免流产继续发展,部分妊娠物排出宫腔,或胎儿排出后胎盘滞留宫腔或嵌顿于宫颈口,影响子宫收缩,导致大量出血,甚至休克。检查可见宫颈已扩张,宫颈口有妊娠物堵塞及持续性血液流出,子宫小于停经时间。

(四)完全流产

有流产的症状,妊娠物已全部排出,随后流血逐渐停止,腹痛逐渐消失。检查见宫颈口关闭,子宫接近正常大小。

此外,流产尚有三种特殊情况。①稽留流产:又称过期流产,指宫内胚胎或胎儿死亡后未及时排出者。典型表现是有正常的早孕过程,有先兆流产的症状或无任何症状;随着停经时间延长,子宫不再增大或反而缩小,子宫小于停经时间,早孕反应消失,宫颈口未开,质地不软。②习惯性流产:指连续自然流产 3 次或 3 次以上者。近年有学者将连续两次流产者称为复发性自然流产。常见原因为胚胎染色体异常、免疫因素异常、甲状腺功能低下、子宫畸形或发育不良、宫腔粘连、宫颈内口松弛等。往往每次流产发生在同一妊娠月份,其临床过程与一般流产相同。宫颈内口松弛者,往往在妊娠中期无任何症状而发生宫颈口扩张,继而羊膜囊突向宫颈口,一旦胎膜破裂,胎儿迅即娩出。③流产合并感染:多见于阴道流血时间较长的流产患者,也常发生在不全流产或不洁流产时。临床表现为下腹痛、阴道有恶臭分泌物,双合诊检查有宫颈摇摆痛。严重时引起盆腔腹膜炎、败血症及感染性休克。常为厌氧菌及需氧菌混合感染。

五、诊断

根据病史、临床表现即可诊断,但有时需结合辅助检查才能确诊。流产的类型需要相应的处理,诊断时应予确定。

(一)病史

询问有无停经史、早孕反应及其出现时间,阴道流血量、持续时间、与腹痛的关系,腹痛的部位、性质,有无妊娠物排出。了解有无发热、阴道分泌物有无臭味可协助诊断流产合并感染,询问反复流产史有助于诊断习惯性流产。

(二)体格检查

测量体温、脉搏、呼吸、血压,有无贫血及急性感染征象,外阴消毒后妇科检查了解宫颈是否扩张、有无妊娠物堵塞或羊膜囊膨出;子宫有无压痛、与停经时间是否相符，双附件有无压痛、增厚或包块。疑为先兆流产者，操作应轻柔。

(三)辅助诊断

1.B超检查

测定妊娠囊的大小、形态、胎心搏动，并可辅助诊断流产类型，如妊娠囊形态异常，提示妊娠预后不良。宫腔和附件检查有助于稽留流产、不全流产及异位妊娠的鉴别诊断。

2.妊娠试验

连续测定血β-HCG的动态变化，有助于妊娠的诊断和预后判断。妊娠6～8周时，血β-HCG是以每天66%的速度增加，如果血β-HCG每48小时增加不到66%，则提示妊娠预后不良。

3.其他检查

孕激素、HPL的连续测定有益于判断妊娠预后；习惯性流产患者可行妊娠物及夫妇双方的染色体检查。

六、处理

确诊流产后，应根据其类型进行相应处理。

(一)先兆流产

应卧床休息，严禁性生活，足够的营养供应。保持情绪稳定，对精神紧张者可给予少量对胎儿无害的镇静剂。黄体功能不足者可给予黄体酮10～20 mg，每天或隔天肌内注射一次，过量应用可致稽留流产；或HCG 3 000 U，隔天肌内注射一次；也可口服维生素E保胎。甲状腺功能低下者可口服小剂量甲状腺素。如阴道流血停止、腹痛消失、B超证实胚胎存活，可继续妊娠。若临床症状加重，B超发现胚胎发育不良，β-HCG持续不升或下降，表明流产不可避免，应终止妊娠。

(二)难免流产

一旦确诊，应及早排出胚胎及胎盘组织。可行刮宫术，对刮出物应仔细检查，并送病理检查。晚期流产时子宫较大，出血较多，可用缩宫素10～20 U加入5%葡萄糖液500 mL中静脉滴注，促进子宫收缩。必要时行刮宫术，清除宫内组织。术后可行B超检查，了解有无妊娠物残留，并给予抗生素预防感染。

(三)不全流产

由于部分组织残留宫腔或堵塞于宫颈口，极易引起子宫大量出血。故应在输液、输血的同时立即行刮宫术或钳刮术，并给予抗生素预防感染。

(四)完全流产

症状消失、B超检查宫腔无残留物。若未发生感染，可不予特殊处理。

(五)稽留流产

死亡胎儿及胎盘组织在宫腔内稽留过久，可导致严重的凝血功能障碍及DIC的发生，应先行凝血功能检查，在备血、输液条件下行刮宫术；如凝血机制异常，可用肝素、纤维蛋白原、新鲜血、血小板等纠正后再行刮宫。稽留流产时胎盘组织常与子宫壁粘连较紧，手术较困难。如凝血功能正常，刮宫前可口服己烯雌酚 5 mg，每天 3 次，连用 5 天，或苯甲酸雌二醇 2 mg 肌内注射，每天 2 次，连用 3 天，可提高子宫肌对缩宫素的敏感性。刮宫时可用缩宫素 5～10 U 加于 5%葡萄糖液 500 mL 中静脉滴注，或用米索前列醇 400 μg 置于阴道后穹隆。子宫>12 孕周者，应静脉滴注缩宫素，促使胎儿、胎盘排出。行刮宫术时应避免子宫穿孔。术后应常规行 B 超检查，以确认宫腔残留物是否完全排出，并加强抗感染治疗。

(六)习惯性流产

染色体异常夫妇应于孕前进行遗传咨询，确定可否妊娠；还可行夫妇血型鉴定及丈夫精液检查；明确女方有无生殖道畸形、肿瘤、宫腔粘连。宫颈内口松弛者应在妊娠前行宫颈内口修补术，或于孕 12～18 周行宫颈内口环扎术。有学者对不明原因的习惯性流产患者行主动免疫治疗，将丈夫或他人的淋巴细胞在女方前臂内侧或臀部作多点皮内注射，妊娠前注射 2～4 次，妊娠早期加强免疫 1～3 次，妊娠成功率可达 86%。此外，习惯性流产患者确诊妊娠后，可常规肌内注射 HCG 3 000～5 000 U，隔天一次，至妊娠8 周后停止。

(七)流产合并感染

治疗原则为迅速控制感染，尽快清除宫内残留物。如为轻度感染或出血较多，可在静脉滴注有效抗生素的同时进行刮宫，以达到止血目的；感染较严重而出血不多时，可用高效广谱抗生素控制感染后再行刮宫。刮宫时可用卵圆钳夹出残留组织，忌用刮匙全面搔刮，以免感染扩散。严重感染性流产可并发盆腔脓肿、血栓性静脉炎、感染性休克、急性肾衰竭及 DIC 等，应高度重视并积极预防，必要时切除子宫去除感染源。

第二节 早 产

早产是指妊娠满 28 周至不满 37 足周(196 天～258 天)间分娩者。此时娩出的新生儿体重 1 000～2 499 g,各器官发育不成熟,因而呼吸窘迫综合征、坏死性小肠炎、高胆红素血症、脑室内出血、动脉导管持续开放、视网膜病变、脑瘫等发病率增高。分娩孕周越小,出生体重越低,围产儿预后越差。早产占分娩总数的 5%～15%。近年,由于早产儿及低体重儿治疗学的进步,其生存率明显提高,伤残率下降,故国外不少学者提议,将早产定义的时间上限更改为妊娠 20 周。

一、原因

诱发早产的常见因素:①胎膜早破、绒毛膜羊膜炎,30%～40%的早产与此有关;②下生殖道及泌尿道感染,如 B 族链球菌、沙眼衣原体、支原体的下生殖道感染、细菌性阴道病,以及无症状性菌尿、急性肾盂肾炎等;③妊娠并发症,如妊娠期高血压疾病、妊娠肝内胆汁淤积症、妊娠合并心脏病、慢性肾炎等;④子宫膨胀过度及胎盘因素,如多胎妊娠、羊水过多、前置胎盘、胎盘早剥等;⑤子宫畸形,如纵隔子宫、双角子宫等。⑥宫颈内口松弛。

二、临床表现

孕妇可有晚期流产、早产及产伤史,此次妊娠满 28 周后至 37 周前出现较规则宫缩,间隔时间 5～6 分钟,持续时间达 30 秒以上,肛门检查或阴道检查发现宫颈管消失、宫口扩张。部分患者可伴有少量阴道流血或阴道流水。

三、诊断及预测

目前我国将妊娠满 28 周至不满 37 周,出现规则宫缩(20 分钟内≥4 次或 60 分钟内≥8 次),同时伴有宫颈管缩短≥75%、宫颈进行性扩张 2 cm 以上者,诊断为早产临产。

近年来,早产预测工作有明显进展。目前常用以下 2 种方法预测早产:①阴道 B 超检查宫颈长度及宫颈内口漏斗形成情况,如宫颈内口漏斗长度大于宫颈总长度的 25%,或功能性宫颈内口长度<30 mm,提示早产的可能性大,应予治疗;②阴道后穹隆棉拭子检测胎儿纤维连接蛋白,胎儿纤维连接蛋白是一种细胞

外基质蛋白，通常存在于胎膜及蜕膜中。在妊娠最初20周内，宫颈、阴道分泌物中可测出胎儿纤维连接蛋白。如妊娠20周后，上述分泌物中胎儿纤维连接蛋白>50 ng/mL，则提示胎膜与蜕膜分离，有早产可能。其预测早产的敏感性可达93%，特异性82%。

确诊早产后，进一步进行病因分析，对正确选择治疗方法十分重要。通常采用的方法以下几种。

(一)B超检查

排除胎儿畸形，确定胎儿数目及多胎妊娠类型、明确胎儿先露部、了解胎儿生长状况及宫内安危、排除死胎、估计羊水量，排除前置胎盘及胎盘早剥等。

(二)阴道窥器检查及阴道流液涂片

了解有无胎膜早破。

(三)宫颈及阴道分泌物培养

排除B族链球菌感染及沙眼衣原体感染。

(四)羊膜穿刺

胎膜早破者可抽取羊水送细菌培养，排除绒毛膜羊膜炎，以及检测卵磷脂/鞘磷脂比值或磷脂酰甘油等，了解胎儿肺成熟度。

四、治疗

治疗方法：①胎儿存活、无明显畸形、无明显绒毛膜羊膜炎及胎儿窘迫、无严重妊娠并发症、宫口开大2 cm以下，以及早产预测阳性者，应设法延长孕周，防止早产。②早产不可避免时，应设法提高早产儿的存活率。

(一)卧床休息

取左侧卧位，可减少宫缩频率，有利于提高子宫血流量，改善胎盘功能及增加胎儿氧供及营养。

(二)药物治疗

主要应用抑制宫缩、抗感染及促胎肺成熟药物。

1.抑制宫缩

(1)β受体激动剂：子宫平滑肌细胞膜上分布较多的β_2受体，当其兴奋时，激活细胞内腺苷酸环化酶，使三磷酸腺苷变成环腺苷酸(cAMP)增加，细胞内游离钙浓度降低，使子宫平滑肌松弛，宫缩抑制。这类药物主要不良反应有母儿心率增快，心肌耗氧量增加，收缩压增高，血糖增高，水、钠潴留，血浆容量增加等，故对合并心脏病、重度高血压、未控制的糖尿病等患者慎用或不用。

常用的药物有利托君、沙丁胺醇等。利托君通常先静脉给药，150 mg 溶于5%葡萄糖液500 mL中，开始保持 50～100 μg/min 滴速，每 30 分钟增加 50 μg/min，至宫缩抑制，最大给药浓度<300 μg/min，宫缩抑制 12～24 小时后改为口服，10 mg 每 4～6 小时 1 次。用药过程中应密切注意孕妇主诉及心率、血压、宫缩的变化，并限制静脉输液量，如患者心率>130 次/分，应减药量；出现胸痛，应立即停药并作心电监护。长期用药者，应监测血糖。沙丁胺醇是目前国内最常用的 β_2 受体激动剂，作用缓慢，不良反应较轻。常用剂量：口服 2.4～4.8 mg，每 6～8 小时 1 次，通常首次剂量 4.8 mg，宫缩消失后停药。

(2)硫酸镁：镁离子直接作用于子宫平滑肌细胞，拮抗钙离子对子宫收缩的活性，能抑制早产宫缩。常用方法为硫酸镁 4.0 g 溶于 5%葡萄糖液 100 mL 中静脉滴注，30 分钟滴完，此后保持1.0～1.5 g/h 滴速至宫缩<6 次/小时。24 小时总量<30 g。通常所需的血镁浓度与中毒浓度接近，故对肾功能不良、肌无力、心肌病者慎用或不用。用药过程中应密切注意患者呼吸、尿量、膝反射。如呼吸<16 次/分、尿量<25 mL/h、膝反射消失，应立即停药，并给钙剂对抗，可将10%葡萄糖酸钙 10 mL 溶于 10%葡萄糖液 10 mL 中缓慢静脉注射。

(3)钙通道阻滞剂：通过影响钙离子细胞内流而抑制宫缩。常用药物为硝苯地平 10 mg 舌下含，每 6～8 小时 1 次，治疗过程中应密切注意孕妇心率、血压的变化。对充血性心力衰竭，主动脉瓣狭窄者禁用。对已用硫酸镁者慎用，以防血压急剧下降。

(4)前列腺素合成酶抑制剂：因这类药物能通过胎盘到达胎儿，大剂量长期应用，可使胎儿动脉导管提前关闭，导致肺动脉高压；且有使肾血管收缩，抑制胎儿尿形成，使肾功能受损，羊水减少的严重不良反应，故最好仅在 β_2 受体激动剂、硫酸镁等药物使用受限制或无效，且在妊娠 34 周前选用。常用药物为吲哚美辛，开始 50 mg，每 8 小时口服 1 次，24 小时后改为 25 mg，每 6 小时1 次。用药过程中应密切监测羊水量及胎儿动脉导管血流情况。此外，消化性溃疡患者，禁用该药。

2.控制感染

感染是早产的重要诱因之一，应用抗生素治疗早产可能有益，特别适用于阴道分泌物培养B族链球菌阳性或羊水细菌培养阳性及泌尿道感染者。

3.预防新生儿呼吸窘迫综合征

对妊娠35周前的早产，应用肾上腺糖皮质激素24小时后至7天内，能促胎儿肺成熟，明显降低新生儿呼吸窘迫综合征的发病率。同时，也能使脑室周围及脑室内出血减少，坏死性小肠炎发生率降低。常用药物：倍他米松12 mg静脉滴注，每天1次，共2次；或地塞米松10 mg静脉滴注，每天1次，共2次。

(三)早产分娩处理

对不可避免的早产，停用一切抑制宫缩的药物，严密观察产程进展并做好产时处理，设法降低早产儿的发病率与病死率。

1.经阴道分娩

大部分早产儿可经阴道分娩，产程中左侧卧位，间断面罩给氧。肌内注射维生素K_1，减少新生儿颅内出血的发生。密切监测胎心，慎用可能抑制胎儿呼吸的镇静剂。第二产程常规行会阴后-斜切开，缩短胎头在盆底的受压时间，从而减少早产儿颅内出血的发生。

2.剖宫产

为减少早产儿颅内出血的可能性，一些学者提出对早产胎位异常者剖宫产。但这一手术的决定需在估价早产儿存活可能性的基础上加以权衡。

第三节 妊娠剧吐

妊娠剧吐是在妊娠早期发生、以恶心呕吐频繁为重要症状的一组症候群，发病率为0.3%～1%。恶性呕吐者可因酸中毒、电解质紊乱、肝肾衰竭而死亡。

一、病因

尚未明确。由于早孕反应的发生和消失过程与孕妇血HCG的升降时间相符，呕吐严重时，孕妇HCG水平也较高；多胎妊娠、葡萄胎患者HCG值显著增高，呕吐发生率也高，症状也较重；妊娠终止后，呕吐消失。故一般认为妊娠剧吐与HCG增高密切相关，但事实上症状的轻重与血HCG水平并不一定呈正相关。此外，恐惧妊娠、精神紧张、情绪不稳、经济条件差的孕妇易患妊娠剧吐，提示精神及社会因素对发病有影响。

二、临床表现

多见于年轻初孕妇，停经 6 周左右出现恶心、流涎和呕吐，初以晨间为重，随病情发展而呕吐频繁，不局限于晨间。由于不能进食而导致脱水、电解质紊乱及体重下降；营养摄入不足可致负氮平衡，使血尿素氮及尿素增高；饥饿情况下机体动用脂肪供能，使脂肪代谢中间产物酮体增多而出现代谢性酸中毒。患者消瘦明显，极度疲乏，口唇干裂，皮肤干燥，眼球凹陷、尿量减少；体温轻度增高，脉搏增快，血压下降，尿比重增加，尿酮体阳性。肝、肾受损时可出现黄疸，血胆红素、转氨酶、肌酐和尿素氮升高，尿中出现蛋白和管型。严重者可发生视网膜出血，意识不清，呈现昏睡状态。

频繁呕吐、进食困难可引起维生素 B_1 缺乏，导致 Wernicke-Korsakoff 综合征，主要表现为中枢神经系统症状：眼球震颤、视力障碍、步态及站立姿势异常；有时患者可出现语言增多、记忆障碍、精神迟钝、或嗜睡等脑功能紊乱状态。约10％妊娠剧吐者并发此综合征。

三、诊断

根据停经后出现恶心呕吐等症状，不难诊断。可用 B 超检查排除葡萄胎，并与可致呕吐疾病如急性病毒性肝炎、胃肠炎、胰腺炎、胆道疾病、脑膜炎及脑肿瘤等鉴别。测定血常规、血黏度、电解质、二氧化碳结合力、尿比重、尿酮体等可判断病情严重程度；心电图检查可发现低血钾的影响；眼底检查可了解有无视网膜出血。

四、治疗

妊娠剧吐患者应住院治疗，禁食 2～3 天，每天静脉滴注葡萄糖液及林格氏液共 3 000 mL，加入维生素 B_6、维生素 C，维持每天尿量≥1 000 mL，并给予维生素 B_1 肌内注射。出现代谢性酸中毒时，可适当补充碳酸氢钠，低钾者可静脉补钾，营养不良者可予 5％氨基酸注射液、英特利比特静脉滴注。经治疗呕吐停止，症状缓解后可试饮食；如治疗效果不佳，可用氢化可的松 200～300 mg 加入 5％葡萄糖液 500 mL 中静脉滴注。出现以下情况应考虑终止妊娠：体温持续高于 38 ℃；脉搏＞120 次/分；持续黄疸或蛋白尿；出现多发性神经炎及神经性体征。

第四节 异位妊娠

一、输卵管妊娠

输卵管妊娠多发生在壶腹部(70%),其次为峡部(12%)、伞部(11.1%),间质部妊娠(2%~3%)相对少见。

(一)病因

可能与下列因素有关。

1.输卵管异常

(1)输卵管黏膜炎和输卵管周围炎,均为输卵管妊娠的常见病理因素。在高达90%的异位妊娠患者中发现存在输卵管病变,尤其是慢性输卵管炎。存在异位妊娠的输卵管发生过慢性输管炎的比例是正常输卵管的6倍。输卵管黏膜炎严重者可引起管腔完全堵塞而致不孕,轻者管腔未全堵塞,但黏膜皱褶发生粘连使管腔变窄,或纤毛缺损影响受精卵在输卵管内正常运行,中途受阻而在该处着床。输卵管周围炎病变主要在输卵管的浆膜层或浆肌层,常造成输卵管周围粘连,输卵管扭曲,管腔狭窄,管壁肌蠕动减弱,影响受精卵的运行。淋菌及沙眼衣原体所致的输卵管炎常累及黏膜,而流产或分娩后感染往往引起输卵管周围炎。结核性输卵管炎病变重,治愈后多造成不孕,偶尔妊娠,约1/3为输卵管妊娠。结节性峡部输卵管炎(salpingitis isthmica nodosa,SIN)可在大约10%的输卵管妊娠患者中被发现,是一种特殊类型的输卵管炎,双侧输卵管峡部呈结节状态,该病变是由于输卵管黏膜上皮呈憩室样向峡部肌壁内伸展,肌壁发生结节性增生,使输卵管近端肌层肥厚,影响其蠕动功能,导致受精卵运行受阻,易发生输卵管妊娠。

(2)输卵管发育不良如输卵管过长、肌层发育差、黏膜纤毛缺乏,其他还有双输卵管、憩室或有副伞等,均可成为输卵管妊娠的原因。

(3)输卵管功能(包括蠕动、纤毛活动及上皮细胞的分泌)受雌、孕激素的调节,若调节紊乱,将影响受精卵的正常运行。此外,精神因素可引起输卵管痉挛和蠕动异常,干扰受精卵的输送。

(4)由于原有的输卵管病变或手术操作的影响,不论何种手术后再次输卵管妊娠的发生率为10%~25%。输卵管绝育术后若形成输卵管瘘管或再通,均有导致输卵管妊娠的可能。因不孕接受过输卵管分离粘连术，输卵管成形术如输卵管吻合术、输卵管造口术等使不孕患者有机会获得妊娠，同时也有发生输卵管妊娠的可能。但需要明确的是，输卵管外科手术本身不是引起异位妊娠的主要原因，先前的盆腔炎性疾病或先前的异位妊娠导致的基础输卵管损伤才是罪魁祸首。

(5)输卵管因周围肿瘤如子宫肌瘤或卵巢肿瘤的压迫、有时影响输卵管管腔通畅，使受精卵运行受阻，容易发生异位妊娠。

2.放置宫内节育器与异位妊娠发生的关系

随着宫内节育器(intrauterine device，IUD)的广泛应用，异位妊娠发生率增高，其实IUD本身并不增加异位妊娠的发生率，使用IUD的女性异位妊娠的发生率是不使用任何类型避孕措施的女性的1/10。但是，IUD使用者如果发生妊娠，则异位妊娠的风险增高(放置左炔诺孕酮IUD者1/2的妊娠是异位妊娠，放置含铜IUD者1/16的妊娠是异位妊娠，而相比之下未避孕者1/50的妊娠是异位妊娠)。

3.受精卵游走

卵细胞在一侧输卵管受精，受精卵经宫腔或腹腔进入对侧输卵管称受精卵游走，移行时间过长，受精卵发育增大，即可在对侧输卵管内着床形成输卵管妊娠。此病因也可以用于解释为何体外受精-胚胎移植(in vitro fertilization and embryo transfer，IVF-ET)术后，宫外孕患病率会有所增加。

4.其他

子宫内膜异位症可增加受精卵着床于输卵管的可能性；随年龄增长异位妊娠风险也相应上升，可能的机制为滋养层组织染色体异常率上升及功能性的卵细胞转运能力下降；吸烟是一种可独立发挥作用的危险因素，依据摄入量的不同，吸烟者异位妊娠发生率是非吸烟人群的1.6～3.5倍；有多个性伴侣的女性异位妊娠风险增加，可能与这类人群盆腔炎性疾病的风险增加有关；有研究提示，有宫内己烯雌酚暴露史的女性因异常的输卵管形态(可能还因伞端功能受损)导致异位妊娠的风险增加9倍；此外定期的阴道灌洗与盆腔炎性疾病(pelvic inflammatory disease，PID)和异位妊娠的风险增加均有关系。

(二)病理

管腔内发现绒毛是输卵管妊娠的病理特征，2/3的病例用肉眼或显微镜可以发现胚胎。

1.受精卵着床在输卵管内的发育特点

受精卵着床后，输卵管壁出现蜕膜反应，但由于输卵管腔狭小，管壁较薄，缺乏黏膜下层，蜕膜形成较差，不利于胚胎发育，往往较早发生输卵管妊娠流产；输卵管血管分布不利于受精卵着床发育，胚胎滋养细胞往往迅速侵入输卵管上皮组织，穿破输卵管小动脉，小动脉压力较绒毛血管高，故血液自破口流入绒毛间；同时，输卵管肌层不如子宫肌层厚而坚韧，滋养细胞容易侵入，甚至穿透输卵管壁而引起输卵管妊娠破裂。

2.输卵管妊娠的变化与结局

(1)输卵管妊娠流产：发生概率取决于胚胎种植部位，多发生在8～12周的输卵管壶腹部妊娠。囊胚向管腔内生长，出血时可导致囊胚与管腔分离；若整个囊胚剥离落入管腔并经输卵管逆蠕动排出到腹腔，即形成输卵管妊娠完全流产，出血一般不多；若囊胚剥离不完整，则为输卵管妊娠不全流产，部分组织滞留管腔，滋养细胞可继续侵蚀输卵管导致反复出血，形成输卵管血肿或输卵管周围血肿，血液积聚在直肠子宫陷凹而形成盆腔积血，血量多时可流向腹腔。

(2)输卵管妊娠破裂：多见于输卵管峡部妊娠，破裂常发生在妊娠6～8周。囊胚生长时绒毛向管壁方向侵蚀肌层及浆膜引起输卵管妊娠破裂，妊娠物流入腹腔、也可破入阔韧带形成阔韧带妊娠。破裂所致的出血远较输卵管妊娠流产剧烈，短期内即可发生大量腹腔内出血使患者休克；也可反复出血，在盆腔与腹腔内形成血肿。输卵管间质部妊娠较壶腹部妊娠发生率低，一旦发生后果严重，几乎全为输卵管妊娠破裂。输卵管间质部为嵌入子宫肌壁的输卵管近端部分，管腔周围子宫肌层较厚，因此可维持妊娠到3～4个月发生破裂，短时间内导致失血性休克。

(3)继发性腹腔妊娠：输卵管妊娠流产或破裂后，囊胚从输卵管排出到腹腔或阔韧带内多已死亡，偶有存活者，若其绒毛组织排至腹腔后重新种植而获得营养，可继续生长发育形成继发性腹腔妊娠。输卵管妊娠流产或破裂后，出血逐渐停止，胚胎死亡后被血块包裹形成盆腔血肿，血肿不消散，随后机化并与周围组织粘连，临床上称陈旧性异位妊娠。

(4)持续性异位妊娠：随着临床医师对异位妊娠的早期诊断的重视，早期未破裂的异位妊娠患者要求保留患侧输卵管比例逐渐增多，保守性手术机会增加，若术中未完全清除胚囊或残留有存活的滋养细胞而继续生长，导致术后血β-HCG不降或反而上升，称为持续性异位妊娠(persistent ectopic pregnancy，PEP)。组织学上，残留的绒毛通常局限在输卵管肌层，滋养细胞腹膜种植也可能是持续性异位妊娠的原因。腹腔镜下输卵管造口术后持续性异位妊娠的发生率为3%～30%，开腹手术则为3%～5%。持续性异位妊娠的高危因素包括：停经时间短、孕龄小、异位妊娠病灶的体积较小、盆腔粘连、术前 HCG 水平过高。所以，实施了输卵管保守手术的患者，术后仍需严密随访 β-HCG（比如每 3 天 1 次），必要时可联合应用甲氨蝶呤（methotrexate，MTX）化疗（由于持续存在的滋养细胞可能不只局限于输卵管），如术后随访期间出现腹腔内出血征象，应仔细分析临床指征，必要时需再次手术探查（再次输卵管造口或者更常用的输卵管切除术）。

3.子宫及内膜的变化

无论妊娠的位置如何，子宫会对卵巢和胎盘产生的妊娠相关激素起反应。异位妊娠的子宫常增大变软，月经停止来潮，这是因为滋养细胞产生的 HCG 维持黄体生长，使甾体激素分泌增加、血供增加所致。子宫内膜出现蜕膜反应（最常见，约占 42%），但蜕膜下的海绵层及血管系统发育较差。若胚胎受损或死亡，滋养细胞活力下降或消失，蜕膜自宫壁剥离而发生阴道流血。内膜除呈蜕膜改变外，也可因为胚胎死亡、绒毛及黄体分泌的激素下降、新的卵泡发育，而呈增生期（约占 12%）或分泌期（约占 22%）改变。有时可见 Arias-Stell（A-S）反应，为子宫内膜腺体局部增生和过度分泌的反应，细胞核增大，深染且形态不规则，是因甾体激素过度刺激引起，对诊断有一定价值。

（三）临床表现

典型异位妊娠的三联症是停经、腹痛及不规则阴道流血。该组症状只出现在约 50%的患者中，而且在异位妊娠破裂患者中最为典型。随着临床医师对异位妊娠的逐渐重视，特别是经阴道 B 超联合血 HCG 的连续监测，被早期诊断的异位妊娠越来越多。

1.症状

(1)停经：需要注意的是有 25%的异位妊娠患者无明显停经史。当月经延迟几天后出现阴道流血时，常被误认为是正常月经。所以，医师应详细询问平素月经状况，末次月经及本次不规则流血的情况，是否同既往月经比较有所改变。若存在不规则阴道流血伴或不伴腹痛的生育期妇女，即使无明显停经史也不能除外异位妊娠。

(2)阴道流血：常表现为短暂停经后不规则阴道流血，一般量少、呈点滴状暗红或深褐色。也有部分患者量多，似月经量，约 5%的患者有大量阴道流血，但大量阴道流血更符合不完全流产的临床表现。胚胎受损或死亡导致 HCG 下降，卵巢黄体分泌的激素难以维持蜕膜生长而发生剥离出血，5%～10%的患者可排出子宫蜕膜管型，排出时的绞痛如同自然流产时的绞痛。

(3)腹痛：是最常见的主诉，但疼痛的程度和性质差异很大，没有可以诊断异位妊娠的特征性的疼痛。疼痛可以是单侧或者双侧，可以是钝痛、锐痛或者绞痛，可以是持续性的也可以是间断性的。未破裂时，增大的胚胎使膨胀的输卵管痉挛或逆行蠕动，可致患侧出现隐痛或胀痛；破裂时可出现突发患侧下腹部撕裂样剧痛甚至全腹疼痛；血液积聚在直肠子宫陷凹可出现里急后重感；膈肌受到血液刺激可以引起胸痛及肩背部疼痛(Danforth 征)。

2.体征

体格检查应包括生命体征的评估、腹部及盆腔的检查。一般而言，破裂和出血前的体征是非特异性的，生命体征往往也比较平稳。

(1)生命体征：部分患者因为急性出血及剧烈腹痛而处于休克状态，表现为面色苍白、脉细弱、肢冷、血压下降等。体温一般正常，休克时略低，积血吸收时略高，<10%的患者可有低热。另外，部分患者有胃肠道症状，约一半的患者有晕眩或轻微头痛。

(2)腹部及盆腔检查：腹部可以没有压痛或者轻度压痛，伴或不伴反跳痛。内出血多时可见腹部隆起，全腹压痛和反跳痛，但压痛仍以患侧输卵管处为甚，出血量大时移动性浊音阳性，肠鸣音减弱或消失。子宫可以轻度增大，与正常妊娠表现相似，可以有或者没有子宫颈举痛。在约一半的病例中可触及附件包块，但包块的大小、质地和压痛可以有很大的差异，有时触及的包块可能是黄体而不是异位妊娠病灶。

(四)诊断

因临床表现多种多样，从无症状到急性腹痛和失血性休克，故异位妊娠的诊断比较复杂。根据症状和体征，典型的异位妊娠较容易诊断，对于不典型的异位妊娠患者临床不易诊断，需要我们科学合理地应用各种辅助诊断方法。

1.B超检查

对于可疑异位妊娠患者，应选择经阴道超声作为首要检查手段，其在评估盆腔内结构方面优于经腹超声，误诊率为10%。输卵管妊娠的典型超声图像：子宫内不见孕囊(gestational sac，GS)，若异位妊娠胚胎未受损，蜕膜未剥离则内膜可以增厚，但若已有阴道流血，子宫内膜并不一定增厚；附件区见边界不清，回声不均匀混合性包块，有时可见附件区孕囊，胚芽及心管搏动，此为输卵管妊娠的直接证据(只见于10%～17%的病例)；直肠子宫陷凹处有积液。

在妊娠早期，几乎所有病例均可通过经阴道超声与血清中人绒毛膜促性腺激素（HCG）联合检查得到确定诊断，准确地解释超声结果需要结合 HCG 的水平（超声可识别阈值，即 HCG 临界区，是基于孕囊可见与 HCG 水平之间的相关性，具有重要的诊断意义，它被定义为水平在其之上如果确实存在宫内妊娠，则超声检查应该能够看到孕囊的血清 HCG 水平）。在大多数医疗机构中，经阴道超声检查（transvaginal ultrasonography，TVS）时，该血清 HCG 水平为 1 500 U/L 或 2 000 U/L，经腹部超声检查时，该水平更高（6 500 U/L）。当血清 HCG 超过 6 500 U/L，所有经腹超声均可见存活的宫内妊娠，若宫内看不见妊娠囊提示异位妊娠可能性，而 HCG 水平在超声可识别范围以下看见宫内妊娠囊也是异常的，提示可能是宫内妊娠失败或者异位妊娠的假孕囊。需要注意的是 HCG 的水平与胚囊种植的部位没有相关性，不管 HCG 的水平多高，只要超声未见宫内妊娠就不能排除异位妊娠。

将 2 000 U/L 而不是 1 500 U/L 设定为临界区的阈值可以将干扰可存活的宫内妊娠（如果存在）的风险降到最低，但是会增加异位妊娠延迟诊断的概率。血清 HCG 浓度高于临界区水平而超声下未见宫内孕囊强烈提示异位妊娠或者无法存活的宫内妊娠；但 HCG 浓度低于临界区水平时超声下未见孕囊无诊断价值，可能提示早期可存活宫内妊娠或异位妊娠或不能存活的宫内妊娠。这种情况被称为“未知部位妊娠”，并且 8%～40% 的患者最终均诊断为异位妊娠。临界区取决于超声医师的技术、超声检查设备的质量、患者的身体因素（例如子宫肌瘤、多胎妊娠）及所使用的 HCG 检测方法的实验室特性。

2.妊娠试验

β-HCG 的定量检测是异位妊娠诊断的基石，但是 β-HCG 若为阴性也不能完全排除异位妊娠，有陈旧性异位妊娠的可能性，需要结合其他辅助检查。

（1）尿 HCG：这种定性试验在 HCG 25 U/L 水平及以上能测出阳性结果，对妊娠的敏感性和特异性是 99%，可提供经济、快速有用的结果。需要注意的是异位妊娠因为胚胎发育差，时常出现弱阳性的结果，需要与宫内妊娠流产鉴别。

（2）血清 HCG：如果发生妊娠，早在促黄体生成素激增后 8 天即可在血清和尿液中检测到 HCG。正常宫内妊娠时，HCG 的浓度在妊娠 41 天前呈曲线形上升（每 48 小时至少升高 66%，平均倍增时间为 1.4～2.1 天），其后上升速度变缓，直至妊娠第 10 周左右达到高峰，然后逐渐下降，在中晚期妊娠时达到稳定水平。异位妊娠、宫内妊娠流产及少部分正常宫内妊娠的患者三者血 HCG 水平有交差重叠，因此单次测定仅能确定是否妊娠，而不能区别是正常妊娠还是病理妊娠。大多数的异位妊娠由于着床部位的血供不良，血清 HCG 的上升较正常宫内妊娠缓慢，倍增时间为 3～8 天，48 小时不足 66%。需要注意的是每 48 小时测定血 β-HCG 值，约 85% 的正常宫内妊娠呈正常倍增，另外的 15% 增加值不足 66%，可存活的宫内妊娠有记录的 48 小时β-HCG浓度最小升高（第 99 百分位数）53%。而有 13%～21% 的异位妊娠患者 β-HCG 在 48 小时内可上升 66%。若每 48 小时 β-HCG 升高<53%，24 小时<24% 或 β-HCG 持平或下降，均应考虑异常宫内妊娠或异位妊娠，若超声未见宫内妊娠物，可考虑手术介入包括诊断性刮宫或行腹腔镜检查术以排除异位妊娠。现已将血清 β-HCG 水平达到 1 500～2 000 U/L 称为经阴道超声分辨阈值（经腹部超声为 6 000～6 500 U/L）。若血清 β-HCG 水平达到上述阈值但经阴道超声未能见宫内妊娠，那么几乎可以百分之百排除正常宫内妊娠，需高度怀疑病理性妊娠（异位妊娠或是宫内妊娠流产）。若 β-HCG 水平未达到该阈值，经阴道超声也未见宫内孕囊，那么宫内早孕、异位妊娠均有可能，随后需每两天检测 β-HCG 水平，一旦达到阈值须结合超声复查，如果阴道超声未显示宫内妊娠却发现了附件区包块，异位妊娠的可能性就比较大。需要注意的是，血 β-HCG 的半衰期为 37 小时，随访中的 β-HCG 波动水平可反映滋养细胞的活力，如果 48 小时内的下降水平<20% 或 7 天内下降<60%，那么基本可排除完全流产，而需要考虑不完全流产或异位妊娠。另外，对于多胎妊娠来说尚无经证实的阈值水平，有报道提示多胎妊娠时血清 β-HCG 水平可能需要达到 2 300 U/L，经阴道超声才能分辨宫内妊娠。

（3）血清孕酮值：虽然单次孕酮水平不能诊断异位妊娠，但能预测是否为异常妊娠（宫内孕流产或异位妊娠）。一般而言，正常宫内妊娠的血清孕酮水平比异位妊娠及即将流产的宫内妊娠要高。血清孕酮水平≥25 ng/mL 的妇女中 97.5% 为正常的宫内妊娠，但那些使用辅助生育技术而妊娠的女性，她们的血清孕酮水平通常较高。<2% 异位妊娠和<4% 异常宫内妊娠患者血清孕激素水平≥25 ng/mL，仅有约0.3% 的正常妊娠的孕酮值低于 5 ng/mL。≤5 ng/mL 作为异常妊娠的预测值，其敏感性为 100%，因此较低的孕酮值可提示宫内妊娠流产或异位妊娠。

（4）其他内分泌标志物。为了能早期诊断异位妊娠，研究者们深入探索了大量的内分泌和蛋白标志物。①雌二醇：从受孕开始直到孕 6 周，雌二醇（estradiol，E_2）水平缓慢增加，与正常妊娠相比，异位妊娠中雌二醇水平明显降低，但在正常和异位妊娠之间雌二醇水平有部分重叠。②肌酸肌酶：母体血清肌酸肌酶（creatine kinase，CK）曾被研究用来作为诊断异位妊娠的标志物。有研究提示，与稽留流产或者正常宫内妊娠相比，母体血清肌酸肌酶水平在所有输卵管妊娠患者中显著升高。③松弛素：是一种蛋白激素，只来源于妊娠黄体，孕4～5周时出现在母体血清中，孕10周达高峰，随后逐渐下降直至孕足月。与正常宫内妊娠相比，异位妊娠和自然流产患者体内松弛素的水平明显降低。

(5)后穹隆穿刺曾被广泛用于诊断有无盆腹腔出血，穿刺得到暗红不凝血者为阳性，异位妊娠破裂的可能性很大。然而，随着HCG检测和经阴道超声的应用，行后穹隆穿刺的患者越来越少了。对早期未破裂型异位妊娠腹腔出血不多，后穹隆穿刺协助诊断意义不大，甚至宫内妊娠有时也会出现阳性结果，其他的腹腔内出血情况还有黄体出血、腹腔其他脏器的破裂、滤泡出血、经血倒流等。但当有血肿形成或粘连时，抽不出血液也不能否定异位妊娠的存在。既往有输卵管炎和盆腔炎的患者可由于子宫直肠陷凹消失而使后穹隆穿刺不满意。另外，后穹隆穿出脓性液体则提示感染相关疾病，如输卵管炎、阑尾炎等。

(6)诊断性刮宫是帮助诊断早期未破裂型异位妊娠的一个很重要的方法，可以弥补血清学检查及超声检查的不足。其主要目的在于发现宫内妊娠，尤其是滋养细胞发育较差，β-HCG倍增不满意及超声检查未发现明显孕囊的先兆流产或难免流产等异常妊娠。此类妊娠和异位妊娠临床表现很相似，所以，对可疑患者可行刮宫术，刮出物肉眼检查后送病理检查，若找到绒毛组织，即可确定为宫内妊娠，无须再处理。若刮出物未见绒毛组织，刮宫术次日测定血β-HCG水平无明显下降或继续上升则诊断为异位妊娠，诊刮后12小时血HCG下降<15%，异位妊娠的可能性较大。

(7)腹腔镜诊断是异位妊娠诊断的金标准，诊断准确性可达99%，适用于输卵管妊娠未流产或未破裂时的早期诊断及治疗。但腹腔镜诊断毕竟是一种有创性检查，费用也较昂贵，不宜作为诊断异位妊娠的首选方案，而且对于极早期异位妊娠，由于胚胎较小，着床部位输卵管尚未膨大时可能导致漏诊。

(8)其他：血红蛋白和血球比积连续测定是有帮助的，在观察的最初数小时血红蛋白和血球比积下降较最初读数更重要。50%的异位妊娠患者白细胞计数正常，但也有升高。

(五)鉴别诊断

1.黄体破裂

无停经史，在黄体期突发一侧下腹剧痛，可伴肛门坠胀，无阴道流血。子宫正常大小、质地中等，一侧附件压痛，后穹隆穿刺可抽出不凝血，β-HCG阴性。

2.流产

停经、阴道流血与异位妊娠相似,但腹痛位于下腹正中、腹痛呈阵发性胀痛、一般无子宫颈举痛、有时可见绒毛排出。子宫增大变软,宫口松弛,若存在卵巢黄体囊肿可能混淆诊断,B超可见宫内孕囊。

3.卵巢囊肿蒂扭转

既往有卵巢囊肿病史,突发一侧下腹剧痛,可伴恶心呕吐,无阴道流血及肛门坠胀感。子宫大小正常,患侧附件区可及触痛性包块,HCG阴性,B超可见患侧附件区肿块。

4.卵巢子宫内膜异位囊肿破裂

有内膜异位症病史,突发一侧下腹痛,伴肛门坠胀感,无阴道流血,宫骶韧带可触及痛性结节。B超可见后穹隆积液,穿刺可能抽出巧克力样液体。

5.急性阑尾炎

无停经及阴道流血病史,典型表现为转移性右下腹痛,伴恶心、呕吐、白细胞计数升高,麦氏点压痛、反跳痛明显。

6.盆腔炎症

可能有不洁性生活史,表现为发热、下腹部持续性疼痛、白细胞计数升高。下腹有压痛,有肌紧张及反跳痛,阴道灼热感,可有子宫颈举痛。附件区增厚感或有包块,后穹隆可抽出脓液。一般无停经史及阴道流血,HCG阴性。

7.其他

还需与功能失调性子宫出血、胃肠炎、尿路感染、痛经、泌尿系统结石等鉴别。

(六)治疗

绝大部分的异位妊娠患者都需要进行内科或者外科治疗,应根据病情缓急,采取相应的处理。

1.非手术治疗

随着辅助检查技术的提高和应用,越来越多的异位妊娠患者可以在未破裂前得到诊断,早期诊断为非手术治疗创造了条件和时机。

(1)期待疗法。一部分异位妊娠患者胚胎活性较低,可能发生输卵管妊娠流产或者吸收,使得期待治疗成为可能。美国妇产科医师协会(American college of obstetricians and gynecologists,ACOG)建议的筛选标准为:①经阴道超声未显示孕囊,或显示疑似异位妊娠的宫外包块;②HCG浓度<200 U/L且逐渐下降(第三次测量值低于第一次测量值)。2016年英国皇家妇产科医师协会(royal college of obstetricians and gynaecologists,RCOG)异位妊娠诊断和治疗的指南提出:若患者 B 超提示输卵管妊娠,HCG 浓度<1 500 mIU/mL且逐渐下降,在充分知情同意且能定期随访的前提下,可以考虑期待治疗。

国内选择期待治疗的指征为:①患者病情稳定,无明显症状或症状轻微;②B 超检查包块直径<3 cm,无胎心搏动;③腹腔内无出血或出血少于 100 mL;④血 β-HCG<1 000 U/L 且滴度48 小时下降>15%。若存在输卵管破裂的危险因素(如腹痛不断加重)、血流动力学不稳定、不愿或不能依从随访或不能及时就诊,则不宜期待观察。

期待治疗在不明部位妊娠的治疗中具有重要意义,避免了对宫内妊娠及可疑异位妊娠患者的过早介入性干预,避免了药物治疗及手术操作对盆腔正常组织结构的干扰。

在严格控制期待治疗的指征的前提下(患者须充分知晓并接受期待治疗的风险),其成功率约为 70%(有报道成功率为 48%～100%),但即使 β-HCG 初值较低,有下降趋势,仍有发生异位妊娠破裂、急诊手术甚至开腹手术的风险,需引起医师和患者的注意。观察中,若发现患者血 β-HCG水平下降不明显或又升高者,或患者出现内出血症状应及时改行药物治疗或手术治疗。另一方面,由于长期随诊超声及血 β-HCG 水平会使得治疗费用增加。对部分患者而言,期待疗法是可供临床选择的一种方法,有报道提示期待治疗后,宫内妊娠率为 50%～88%,再次异位妊娠率为 0～12.5%。

(2)药物治疗。前列腺素、米非司酮、氯化钾、高渗葡萄糖及中药天花粉等都曾用于异位妊娠的治疗,但得到广泛认可和普遍应用的还是甲氨蝶呤。MTX 是叶酸拮抗剂,能抑制四氢叶酸生成而干扰脱氧核糖核酸(deoxyribo nucleic acid, DNA)中嘌呤核苷酸的合成,使滋养细胞分裂受阻,胚胎发育停止而死亡,是治疗早期输卵管妊娠安全可靠的方法,可以全身或局部给药。随机试验表明全身使用 MTX 和腹腔镜下保留输卵管手术在输卵管保留、输卵管通畅、重复性异位妊娠和对未来妊娠的影响方面无明显差异(A 级证据)。应用单剂 MTX 治疗异位妊娠的总体成功率在观察试验中介于 65%～95%,成功率依赖于治疗的剂量、孕周及血 HCG 水平,有 3%～27%的患者需要第二剂 MTX。一项关于观察试验的系统性回顾分析提示如 HCG 水平高于5 000 mIU/mL,使用单剂量的 MTX 时,有 14.3%或更高的失败率,若 HCG 水平低于5 000 mIU/mL,则有 3.7%的失败率,若 HCG 水平高于 5 000 mIU/mL,多剂量的使用更为有效。MTX 药物不良反应是剂量、治疗时间依赖的,因为 MTX 影响快速分裂的组织,胃肠道的反应比如恶心、呕吐、腹泻、口腔炎、胃部不适是最常见的不良反应，少见的严重不良反应包括骨髓抑制、皮炎、胸膜炎、肺炎、脱发。MTX 的治疗效应包括：腹痛或腹痛加重(约有 2/3 的患者出现此症状，可能是由于药物对滋养层细胞的作用，通常这种腹痛不会特别剧烈，持续 24～48 小时，不伴随急腹症及休克症状，需与异位妊娠破裂鉴别)，用药后的 1～3 天可出现血 HCG 一过性增高及阴道点滴状流血。

国内曾将血 β-HCG＜2 000 U/L，盆腔包块最大直径＜3 cm 作为 MTX 治疗的适应证，但临床实践表明，部分超出上述指征范围进行的治疗仍然取得了良好的疗效。国内选择药物治疗常用标准为：①患者生命体征平稳，无明显腹痛及活动性腹腔内出血征象。②诊断为未破裂或者未流产型的早期输卵管妊娠。③血β-HCG＜5 000 U/L，连续两次测血 β-HCG 呈上升趋势者或48 小时下降＜15％。④异位妊娠包块最大直径＜3.5 cm，且未见原始心管搏动。⑤某些输卵管妊娠保守性手术后，可疑绒毛残留。⑥其他部位的异位妊娠(子宫颈、卵巢、间质或宫角妊娠)。⑦血红细胞、白细胞、血小板计数正常，肝肾功能正常。在使用 MTX 前需行血常规、肝肾功能、血型(包括 Rh 血型)的检查，若有肺部疾病病史，则需行胸片检查。需要注意的是，MTX 治疗的患者必须要有良好的依从性，能进行随访监测，且因 MTX 能影响体内所有能快速分裂的组织，包括骨髓、胃肠道黏膜和呼吸上皮，因此它不能用于有血液系统恶病质、胃肠道疾病活跃期和呼吸系统疾病的患者。

英国皇家妇产科医师协会和美国妇产科医师协会、美国生殖医学会(american society for reproductive medicine，ASRM)分别颁布了异位妊娠药物治疗指南，基本原则一致，细节略有不同，现介绍如下。

RCOG 公布的药物治疗的禁忌证如下：血流动力学不稳定、同时存在宫内妊娠、哺乳期、不能定期随访、MTX 过敏、慢性肝病、活动性肺部疾病、活动性消化性溃疡、免疫缺陷、恶病变。

ACOG 颁布的异位妊娠的药物治疗方案，推荐的药物为 MTX，使用的适宜人群为确诊或者高度怀疑宫外孕的患者，血流动力状态稳定，且异位妊娠包块未破裂。指南没有针对血 HCG 值和附件包块大小作出明确规定，但是从相对反指征推测看，包块最好＜3.5 cm。

ASRM 公布的药物治疗的绝对禁忌证和相对禁忌证如下：宫内妊娠、中到重度贫血、白细胞或者血小板减少症、MTX 过敏、活动性肺部疾病、活动性消化性溃疡、肝肾功能不全、哺乳期及酗酒的患者是药物治疗的绝对禁忌；相对禁忌证有经阴道超声发现心管搏动、β-HCG初始数值＞5 000 U/L、经阴道超声发现妊娠包块＞4 cm、拒绝接受输血和不能定期随访的患者。

不论使用何种方案，一旦HCG降至监测标准，就必须每三天定期监测HCG水平是否平稳下降，两周后可每周监测一次直到正常，连续三次阴性，症状缓解或消失，包块缩小为有效。通常在使用MTX治疗后2～3周HCG即可降至非孕期水平，但若初始HCG水平较高，也可能需要6～8周或更长的时间。如果下降中的HCG水平再次升高，那么需考虑持续性异位妊娠的诊断。若在使用MXT 4天后，HCG水平不降反升、与初始值持平或下降幅度＜15％，均提示治疗失败。此时，可在重新评估患者情况后再次予以MTX治疗，或直接手术治疗。

在开始MTX药物治疗前应向患者充分、详细地告知治疗过程中有输卵管破裂的风险，此外，在治疗过程中应避免摄入叶酸、非甾体类抗感染药物、酒精，避免阳光照射防止MTX皮炎，限制性生活或剧烈的体育运动。①静脉注射：多采用1 mg/kg体重或50 mg/m^2体表面积的剂量单次给药，不需用解毒药物，但由于不良反应大，现极少应用。②局部用药：MTX局部用药临床应用较少，腹腔镜直视下或在超声引导下穿刺输卵管妊娠囊，吸出部分囊液后，将药液注入；子宫颈妊娠患者可全身加局部治疗，用半量MTX肌内注射，另经阴道超声引导下在子宫颈妊娠囊内抽出羊水后局部注射MTX。此外，当宫内、宫外同时妊娠时，在超声引导下向异位孕囊或胎儿注射KCI，治疗异位妊娠安全有效，在去除了异位妊娠的同时，保存了正常的宫内妊娠和完整的子宫。

2.手术治疗

手术治疗的指征包括：血流动力学不稳定；即将发生或已发生的异位妊娠包块破裂；药物保守治疗失败；患者不能或不愿意依从内科治疗后的随访；患者无法及时到达医疗机构行输卵管破裂的处理。

手术方式取决于有无生育要求、输卵管妊娠部位、包块大小、内出血程度及输卵管损害程度、对侧输卵管状况、术者技术水平及手术设施等综合因素。

(1)根治性手术：患侧输卵管切除术为最基本最常用的根治性手术，对破裂口大、出血多、无法保留的输卵管异位妊娠，有子女、对侧输卵管正常、妊娠输卵管广泛损害或在同条输卵管的复发的异位妊娠及想要绝育的患者，可行此术，以间质部妊娠及严重内出血休克者尤为适合。从输卵管峡部近端，逐渐电凝并切断输卵管系膜，直至伞端，即可自子宫上切除输卵管。虽彻底清除了病灶，但同时切断了输卵管系膜及卵巢之间的血液循环，使卵巢的血液供应受到影响，其影响程度的大小，还有待于临床的进一步研究。而输卵管部分切除术是在包含妊娠物的输卵管的近远两端、自对系膜缘向系膜逐渐充分电凝并切除该部分的病变输卵管，并将下方的输卵管系膜一并切除。此术式在清除病灶的同时，还保留了输卵管、系膜与卵巢之间的血液循环，对卵巢的血液供应影响较小，若剩余的输卵管足够长还可行二期吻合术。

(2)保守性手术：凡输卵管早期妊娠未破裂并且妊娠病灶<5 cm，对侧输卵管缺如或阻塞（粘连、积水、堵塞）及要求保留生育功能者可考虑行保守性手术。但能否施行保守性手术还取决于孕卵植入部位（输卵管间质部妊娠一般不选择保守性手术）、输卵管破损程度和以前输卵管存在的病变。如输卵管有明显癌变或解剖学改变，陈旧性输卵管妊娠部位有血肿形成或积血，严重失血性休克者均列为禁忌。①经腹手术。输卵管线形切开取胚术是当妊娠物种植于输卵管壶腹部者更适合。在输卵管系膜的对侧，自妊娠物种植处，沿输卵管长轴表面最肿胀薄弱纵向线性切开各层组织，长度约 2 cm，充分暴露妊娠物，取净妊娠物，勿搔刮、挤压妊娠组织。若输卵管破裂，出血活跃时也可先使用电凝输卵管系膜内血管，再取妊娠物。可用 3/4 个 0 肠线间断缝合管腔2～3 针止血，也可不缝合，管腔或切缘出血处以双极电凝止血待其自然愈合，称为开窗术。输卵管伞端妊娠囊挤出术主要适用于妊娠囊位于输卵管伞端或近输卵管伞端，沿输卵管走行，轻轻挤压输卵管，将妊娠物自输卵管伞端挤出，用水冲洗创面看清出血点，双极电凝止血，此术式有时可能因残留而导致手术失败。部分输卵管切除＋端端吻合术较少应用。具体操作步骤为分离输卵管系膜，将妊娠物种植处的部分输卵管切除，然后通过显微手术，行端端吻合术。②腹腔镜下手术。腹腔镜手术微创，恢复快，术后输卵管再通率及宫内妊娠率高，目前是异位妊娠的首选手术方式，手术方式主要包括以下两种。输卵管线性造口/切开术适用于未破裂的输卵管壶腹部妊娠。于输卵管对系膜缘，自妊娠物种植处，沿输卵管长轴表面最肿胀薄弱处，纵行做“内凝”形成 2～3 cm长的“内凝带”（先凝固后切开，以免出血影响手术野的清晰），已破裂的输卵管妊娠，则从破口处向两端纵行延长切开，切口的长度略短于肿块的长度。输卵管一旦切开妊娠产物会自动向切口外突出或自动滑出，钳夹输卵管肿块两端轻轻挤压，妊娠产物会自然排出，有时需要借助抓钳来取出妊娠物，清除妊娠产物及血凝块，冲洗切口及输卵管腔，凝固切缘出血点止血，切口不缝合。操作中应当避免用抓钳反复搔抓输卵管腔，这样会损伤输卵管黏膜和导致止血困难，还应避免对管腔内的黏膜进行过多的凝固止血操作，这样会导致输卵管的功能丧失。输卵管峡部妊娠时输卵管内膜通常受损较重，行

输卵管线性造口/切开术效果欠佳，术后再次发生异位妊娠的概率高，故线性造口/切开术不是输卵管峡部妊娠的首选手术方式，可选择输卵管部分切除或全切术。若孕囊位于输卵管伞端，可考虑应用输卵管伞部吸出术/挤压或切开术。用负压吸管自伞端口吸出妊娠组织，或夹持输卵管壶腹部顺次向伞部重复挤压数次，将妊娠产物及血凝块从伞部挤出，然后冲洗输卵管伞部将血凝块清除，此术式操作简单，但可引起出血、输卵管损伤、持续性输卵管妊娠，术后再次发生异位妊娠的可能性高。对于HCG＜200 U/L的陈旧性输卵管伞部妊娠，采用此术式是可行的，对 HCG ＞500 U/L的患者，术中或术后应给予 MTX 等化学药物治疗。伞部妊娠的腹腔镜保守治疗更多的是采用伞部切开术。用无损伤钳固定输卵管伞部，将电凝剪刀的一叶从伞部伸入输卵管内，于输卵管系膜的对侧缘剪开输卵管，切口的长度以妊娠着床部位暴露为限。钳夹清除妊娠产物及血凝块，电凝切缘止血，冲洗输卵管伞及黏膜，切开的伞部不缝合。

无论采取何种术式，术中均应将腹腔内的出血洗净、吸出，不要残留凝血块及妊娠胚胎组织。在手术进行过程中，用生理盐水边冲洗边操作，既利于手术又有预防粘连的作用，必要时予病灶处局部注射 MTX。为减少术中出血，可将 20 U 垂体后叶素以等渗盐水稀释至 20 mL 注射于异位妊娠部位下方的输卵管系膜，误入血管可致急性动脉高压和心动过缓，故回抽无血方可注射。

术后可给予米非司酮 25 mg，2 次/天，口服 3～5 天，防止持续性异位妊娠。

术后随访：手术切除异位妊娠物后，需每周检测 HCG 水平直到正常，这对接受保守性手术的患者尤为重要。一般术后 2～3 周 HCG 水平可恢复至正常，但部分病例可长达 6 周。术后72 小时 HCG 水平下降少于 20%，提示可能存在妊娠组织残留，大多数情况为滋养细胞组织残留，极少数情况下也可能是存在未被发现的多部位的异位妊娠。初始 HCG 水平＜3 000 U/L 的患者术后发生持续性异位妊娠的可能性很小。若存在输卵管积血直径＞6 cm，HCG 水平高于 20 000 U/L，腹腔积血超过 2 L，则术后发生持续性异位妊娠的可能性很大。

二、其他类型的异位妊娠

(一)子宫颈妊娠

子宫颈妊娠是指受精卵种植在组织学内口水平以下的子宫颈管内，并在该处生长发育，占异位妊娠的 1%～2%，发生率约为 1/9 000 例，属于异位妊娠中罕见且危险的类型。子宫颈妊娠的病因尚不明确，目前认为主要有以下原因：①受精卵运行过快或发育过缓，子宫内膜成熟延迟，或子宫平滑肌异常收缩。

②人工流产、剖宫产或引产导致子宫内膜病变、缺损、瘢痕形成或粘连，或宫内节育器的使用，都可干扰受精卵在子宫内的着床。③体外受精-胚胎移植等助孕技术的子宫颈管内操作导致局部的病理改变。④子宫发育不良、内分泌失调、子宫畸形或子宫肌瘤致宫腔变形。临床表现多为停经后出现阴道流血或仅为血性分泌物，可突然大量、无痛性的流血危及生命，少于1/3的患者可出现下腹痛或痛性痉挛，疼痛但不伴出血则很少见。子宫颈膨大呈圆锥状，蓝紫色，变软，子宫颈外口可能是张开的，外口边缘薄，显示呈蓝色或紫色的妊娠组织，内口紧闭，无明显触痛，而子宫正常大小或稍大，硬度正常，这种表现被称为"沙漏状"子宫。

子宫颈妊娠的超声诊断准确率约为87%，超声检查的诊断标准如下：①子宫体正常或略大，宫腔空虚，子宫蜕膜较厚。②子宫颈管膨大如球状，与宫体相连呈沙漏状(8字形)。③子宫颈管内可见完整的孕囊，有时还可见到胚芽或原始心管搏动，如胚胎已死亡则回声紊乱。④子宫颈内口关闭，胚胎不超过子宫颈内口或子宫动脉平面以下。子宫颈妊娠若未得到早期诊断，或是由于误诊而行刮宫术，都极可能发生致死性的阴道大量流血，从而不得不切除子宫，使患者丧失生育能力，甚至导致患者死亡。确诊后根据阴道流血情况及血流动力学稳定与否采用不同的方法。①流血量少或无流血：可选择药物保守治疗，成功率约为95.6%，首选MTX全身用药，方案见输卵管妊娠；或经子宫颈注射于胚囊内。应用MTX后应待血HCG明显下降后再行刮宫术，否则仍有大出血的可能。②流血量多或大出血：需在备血后操作，可刮除子宫颈管内胚胎组织，纱条填塞或小水囊压迫创面止血，或直视下切开子宫颈剥除胚胎管壁，重建子宫颈管；宫腔镜下吸取胚胎组织，创面电凝止血或选择子宫动脉栓塞，同时使用栓塞剂和MTX，如发生失血性休克，应积极纠正休克，必要时应切除子宫挽救患者生命。

(二)卵巢妊娠

卵巢妊娠是指受精卵在卵巢组织内着床和生长发育，是较罕见的异位妊娠，发生率为1/7 000例妊娠，占异位妊娠的0.5%～3%，近年发病率有增高的趋势。与输卵管妊娠相反，盆腔炎性疾病病史或使用IUD并不增加卵巢妊娠的风险，从某种意义上来说，卵巢妊娠似乎是与不孕或反复异位妊娠史不相关的随机事件。临床表现与输卵管妊娠极为相似，表现为急性腹痛、盆腔包块、早孕征象及阴道流血，往往被诊断为输卵管妊娠或误诊为卵巢黄体破裂。有时阴道超声也很难区分输卵管妊娠和卵巢妊娠，但可以除外宫内妊娠，腹腔镜诊断极有价值，但确诊仍需病理检查。诊断标准：①双侧输卵管完整，并与卵巢分开；②孕囊位于卵巢组织内；③卵巢及孕囊必须以卵巢固有韧带与子宫相连；④孕囊壁上有卵巢组织。符合上述4条病理学诊断标准，称为原发性卵巢妊娠，治疗可行卵巢楔形切除。

(三)宫角妊娠

宫角妊娠是指受精卵植入在宫腔外侧角子宫输卵管结合处的内侧，接近输卵管近端开口，与输卵管间质部妊娠相比，宫角妊娠位于圆韧带的内侧。宫角妊娠占异位妊娠的1.5%～4.2%，但病死率却占异位妊娠的20%。80%的宫角妊娠患者存在1项或多项高危因素，影响受精卵的正常运行及着床，受精卵不能如期到达正常宫腔种植，使之在非正常位置种植。在宫角处的妊娠囊随妊娠进展，可向宫腔侧发展，向宫腔侧发展的妊娠囊会逐渐移向宫腔，但胎盘仍附着于宫角。由于宫角处内膜和肌层较薄，早期滋养层发育不良，可发生早期流产、胚胎停育，部分出现胎盘植入、产后胎盘滞留。妊娠囊向输卵管间质部扩展者，宫角膨胀、外突，最终出现和输卵管间质部妊娠相同的结果。由于宫角妊娠在解剖上的特殊性，所以妊娠结局可以多样：可妊娠至足月，可发生宫内流产，也可发生宫角破裂。B超检查特点：宫角处突起包块，内有妊娠囊，与子宫内膜相连续，其周围见完整的肌壁层。在腹腔镜或剖腹手术过程中从外部观察子宫时，看到因宫角妊娠而增大的子宫使圆韧带向上、向外移位，但仍位于圆韧带本身的内侧。另一方面，间质部妊娠导致的子宫增大位于圆韧带外侧。

治疗方法有经腹或腹腔镜下宫角切除术，B超引导下刮宫术，全身或妊娠囊局部化疗。也有采用子宫动脉结扎治疗宫角妊娠破裂的病例报道，术后应当找到绒毛组织且超声检查宫角部无异常回声，继续追踪至血HCG降至正常。

(四)腹腔妊娠

腹腔妊娠是指妊娠囊位于输卵管、卵巢、阔韧带以外的腹腔内妊娠，是一种罕见的异位妊娠，发病率大约为1/5 000例妊娠，对母儿生命威胁极大。临床表现不典型，易被忽视而误诊，不易早期诊断，分原发性和继发性两种。原发性腹腔妊娠指受精卵直接种植于腹膜、肠系膜、大网膜、盆壁、肠管、直肠子宫陷凹等处，少有异位妊娠位于肝脏、脾脏、横结肠脾曲的文献报道。继发性腹腔妊娠往往发生于输卵管妊娠流产或破裂后，偶可继发于卵巢妊娠或子宫内妊娠而子宫存在缺陷破裂后，胚胎落入腹腔。患者一般有停经、早孕反应、腹痛、阴道流血等类似一般异位妊娠的症状，然后阴道流血停止，腹痛缓解，以后腹部逐渐增大，胎动时，孕妇常感腹部疼痛，无阴道流血，有些患者有嗳气、便秘、腹部不适，随着胎儿长大，症状逐渐加重。腹部检查发现子宫轮廓不清，但胎儿肢体极易触及，胎位异常(肩先露或臀先露),胎先露部高浮,胎心音异常清晰,胎盘杂音响亮,即使足月后也难以临产。若胎儿死亡,妊娠征象消失,月经恢复来潮,粘连的脏器和大网膜包裹死胎。胎儿逐渐缩小,日久若干尸化或成为石胎。若继发感染,形成脓肿,可向母体的肠管、阴道、膀胱或腹壁穿通,排出胎儿骨骼。B超检查能清晰地示子宫大小、宫外孕囊、胎儿和胎盘结构,以及这些结构与相邻脏器的关系,是目前用于腹腔妊娠诊断首选的辅助检查方法。原则上一旦确诊,应立即终止妊娠。具体手术方式因孕期长短、胎盘情况而异:如果胎盘附着于子宫、输卵管及圆韧带,可以将胎盘及其附着器官一并切除;如果胎儿死亡,胎盘循环停止已久,可以试行胎盘剥除;如果胎盘附着于重要器官而不宜切除或无法剥离者,可留置胎盘于腹腔内,术后可逐渐吸收。

(五)剖宫产术后子宫瘢痕妊娠(cesarean scar pregnancy,CSP)

CSP是指受精卵着床于既往剖宫产子宫瘢痕处的异位妊娠,可导致胎盘植入、子宫破裂甚至孕产妇死亡,是剖宫产术后远期潜在的严重并发症,发生率1/2 216～1/1 800例妊娠,在有剖宫产史女性的异位妊娠中约占6.1%。

CSP的确切病因及发病机制尚不明确,CSP不同于宫内妊娠合并胎盘植入,后者是妊娠囊位于宫腔内,由于子宫蜕膜发育不良,胎盘不同程度地植入子宫肌层内;而前者是妊娠囊位于宫腔外瘢痕处,四周被瘢痕处子宫肌层和纤维组织包绕。有关CSP受精卵着床,最为准确的解释是剖宫产术中损伤子宫内膜基底层,形成与宫腔相通的窦道或细小裂隙,受精卵通过窦道侵入瘢痕处肌层内种植。

出现症状的孕周早晚不一,平均诊断孕周为(7.5±2.0)周,距离前次剖宫产时间为4个月至15年不等。不规则阴道流血通常为首发症状,占38.6%～50%,可为点滴状或大出血,有或无明确停经史。阴道流血可有如下几种不同形式:①停经后阴道流血淋漓不断,出血量不多或似月经样,或突然增多,也可能一开始即为突然大量出血,伴大血块,血压下降,甚至休克。②人工流产术中或术后大量出血不止,涌泉状甚至难以控制,短时间内出现血压下降甚至休克,也可表现为术后阴道流血持续不断或突然增加。③药物流产后常无明显组织排出或仅有少量蜕膜样组织排出,药流后阴道流血持续不净或突然增加,行清宫术时发生大出血。约16%的患者伴有轻、中度腹痛,8.8%的患者表现为单纯下腹痛,约40%的患者无症状,只是在超声检查时偶然发现。CSP患者子宫切口处瘢痕未破裂时,症状常不明显,可有瘢痕局部疼痛和压痛。随着妊娠的进展,CSP患者发生子宫破裂、大出血的危险逐渐增加,若突发剧烈腹痛、晕厥或休克、腹腔内出血，常提示子宫发生破裂。

超声检查简便可靠，是诊断 CSP 最常用的方法，经阴道超声更有利于观察胚囊大小，与剖宫产瘢痕的位置关系及胚囊与膀胱间的肌层厚度，经腹部超声利于了解胚囊或团块与膀胱的关系，测量局部肌层的厚度以指导治疗，两种超声联合检查可以更全面了解病情。CSP 的超声检查诊断标准为：①宫腔及子宫颈管内未探及妊娠囊，可见内膜线；②妊娠囊或混合性包块位于子宫前壁下段肌层(相当于前次剖宫产切口部位)，部分妊娠囊内可见胚芽或胎心搏动；③妊娠囊或包块与膀胱之间子宫肌层变薄，甚至消失，妊娠囊或包块与膀胱间隔变窄，子宫肌层连续性中断；④彩色多普勒血流成像在胚囊周围探及明显的高速低阻环状血流信号；⑤附件区未探及包块，直肠子宫陷凹无游离液体(CSP 破裂除外)。当 CSP 的超声声像图不典型时，难以与子宫峡部妊娠、子宫颈妊娠、难免流产、妊娠滋养细胞疾病相鉴别，可进行 MRI 检查。MRI 检查矢状面及横截面的 T_1、T_2 加权连续扫描均能清晰地显示子宫前壁下段内的妊娠囊与子宫及其周围器官的关系，但因为费用较昂贵，所以，MRI 检查不作为首选的诊断方法。血 β-HCG 水平与正常妊娠没有明显差别，与相对应的妊娠周数基本符合，主要用于指导治疗方法的选择和监测治疗结果。

根据超声检查显示的着床于子宫前壁瘢痕处的妊娠囊的生长方向及子宫前壁妊娠囊与膀胱间子宫肌层的厚度进行分型。此分型方法有利于临床的实际操作。①Ⅰ型：妊娠囊部分着床于子宫瘢痕处，部分或大部分位于宫腔内，少数甚或达宫底部宫腔；妊娠囊明显变形、拉长、下端成锐角；妊娠囊与膀胱间子宫肌层变薄，厚度＞3 mm；CDFI 显示瘢痕处见滋养层血流信号(低阻血流)。②Ⅱ型：妊娠囊部分着床于子宫瘢痕处，部分或大部分位于宫腔内，少数甚或达宫底部宫腔；妊娠囊明显变形、拉长、下端成锐角；妊娠囊与膀胱间子宫肌层变薄，厚度≤3 mm；CDFI 显示瘢痕处见滋养层血流信号(低阻血流)。③Ⅲ型：妊娠囊完全着床于子宫瘢痕处肌层并向膀胱方向外凸；宫腔及子宫颈管内空虚；妊娠囊与膀胱之间子宫肌层明显变薄，甚或缺失，厚度≤3 mm；CDFI 显示瘢痕处见滋养层血流信号(低阻血流)。

Ⅲ型中还有一种特殊的超声表现，即包块型，其声像图的特点如下：①位于子宫下段瘢痕处的混合回声(呈囊实性)包块，有时呈类实性；包块向膀胱方向隆起。②包块与膀胱间子宫肌层明显变薄、变厚或缺失。③CDFI 显示包块周边见较丰富的血流信号，可为低阻血流，少数也可仅见少许血流信号、或无血流信号。包块型多由 CSP 流产后(如药物流产后或负压吸引术后)子宫瘢痕处妊娠物残留并出血所致。

CSP 的治疗目标为终止妊娠、去除病灶、保障患者的安全,治疗原则为尽早发现,尽早治疗,减少并发症,避免期待治疗和盲目刮宫。对于 CSP 的治疗目前尚无规范化的统一治疗方案。治疗方案的选择主要根据患者年龄、病情的严重程度、孕周大小、子宫肌层缺损情况、血 β-HCG 水平、对生育的要求及诊疗经验及技术进行综合考虑。治疗前必须与患者充分沟通,充分告知疾病和各种治疗的风险并签署知情同意书。包括 B 超监视下清宫术、甲氨蝶呤治疗后清宫术、子宫动脉栓塞后清宫术、腹腔镜或开腹子宫局部切开取胚及缝合术及子宫次全切除或子宫全切除术等。患者出院后应定期随访,行超声和血 HCG 检查,直至血 HCG 正常,局部包块消失。

(六)残角子宫妊娠

残角子宫又称为遗迹性双角子宫,在胚胎发育过程中,子宫残角为一侧副中肾管发育不全所致的子宫先天发育畸形。残角子宫按 Battram 分型分三型:①Ⅰ型残角子宫腔与单角子宫的宫腔相通;②Ⅱ型残角子宫腔与正常单角子宫腔不相通;③Ⅲ型无宫腔实体残角子宫,仅以纤维带同单角子宫相连,以Ⅱ型为最多见。残角子宫妊娠是受精卵于残角子宫内着床并生长发育,残角子宫妊娠破裂的发生率高达 89%,一旦破裂,可出现致命性的腹腔内出血。

不同类型的残角子宫妊娠,可呈现出多样的临床表现。Ⅰ型残角子宫妊娠有类似输卵管异位妊娠的症状,有停经史、腹痛、阴道流血、血 β-HCG 升高,一般腹痛轻微,甚至无腹痛,如果发生急剧腹痛表明已有子宫破裂。双合诊检查时,在子宫旁可扪及略小于停经月份妊娠子宫的、质地较软的包块,大多在妊娠早期有类似流产的不规则阴道流血。Ⅱ型残角子宫早期妊娠症状与正常子宫妊娠相同,没有阴道流血,发生破裂时间晚,多数在孕 12～26 周发生肌层完全破裂或不完全破裂,引起严重内出血。Ⅲ型残角子宫因无宫腔,体积小,无内膜,不会造成残角子宫妊娠,但会导致输卵管妊娠。B 超检查特点是子宫腔内无妊娠囊,而在子宫一侧可见一圆形或椭圆形均匀的肌样组织包块,包块内可见妊娠囊或胚胎,妊娠包块与子宫颈不相连接。在 B 超监视下由子宫颈内置入金属探针更有助于诊断。

残角子宫妊娠的典型临床表现出现较晚,在术前明确诊断少,到发生子宫破裂时,往往病情较危重,一旦明确诊断,应尽早手术治疗。妊娠早、中期者行残角子宫切除术并将患侧输卵管结扎或切除为宜,以防以后发生同侧输卵管妊娠的可能,保留卵巢。当妊娠已达足月且为活胎者,应先行剖宫产抢救胎儿,然后切除残角子宫与同侧输卵管。

(七)阔韧带间妊娠

阔韧带间妊娠是一种较少见的一种异位妊娠,文献报道发生率为每 300 次异位妊娠中发生1 例。阔韧带间妊娠通常是由输卵管妊娠的滋养细胞组织穿过输卵管浆膜层进入输卵管系膜,继发性种植在两叶阔韧带之间而产生。如果在宫腔和后腹膜间隙之间存在子宫瘘管,也可发生阔韧带间妊娠。与腹腔妊娠相似,阔韧带间妊娠胎盘可以附着到子宫、膀胱和盆腔侧壁,如果有可能,应该切除胎盘,当无法切除胎盘时,可以将其留在原位自行吸收。

(八)多发性异位妊娠

与宫内宫外同时妊娠相比,两个或者多个异位妊娠的发生率相对很少,可以出现在多个部位和有多种组合形式。尽管绝大多数报道的是输卵管双胎妊娠,但是也有卵巢、间质部和腹腔的双胎妊娠报道,也有部分输卵管切除术后及 IVF-ET 术后双胎和三胎妊娠的报道。处理同其他类型的异位妊娠,取决于妊娠的部位。

第五节 胎儿窘迫

胎儿在子宫内因急性或慢性缺氧危及其健康和生命者,称胎儿窘迫。发生率为 2.7%~38.5%。胎儿窘迫分急性及慢性 2 种:急性常发生在分娩期;慢性发生在妊娠晚期,但可延续至分娩期并加重。

一、病因

母体血液含氧量不足、母胎间血氧运输或交换障碍及胎儿自身因素异常均可导致胎儿窘迫。

(一)胎儿急性缺氧

因子宫胎盘血液循环障碍,气体交换受阻或脐带血液循环障碍所致。常见病因:①前置胎盘、胎盘早剥时,胎盘在胎儿娩出前与子宫壁剥离,如剥离面积大,则引起胎儿缺氧,甚至胎死宫内。②缩宫素使用不当,造成子宫收缩过强、过频及不协调,使宫内压长时间超过母血进入绒毛间隙的平均动脉压,而致绒毛间隙中血氧含量降低。③脐带脱垂、真结、扭转等，使脐带血管受压甚至闭塞，血运受阻，胎儿急性缺氧，很快死亡。④母体严重血液循环障碍致胎盘灌注急剧减少，如各种原因所致的休克。

(二)胎儿慢性缺氧

常见病因：①母体血液氧含量不足，如妊娠合并发绀型先天性心脏病或伴心功能不全、较大面积肺部感染、慢性肺功能不全如驼背、哮喘反复发作及重度贫血等；②子宫胎盘血管硬化、狭窄，使绒毛间腔血流灌注不足，如妊娠期高血压疾病、妊娠合并慢性肾炎、糖尿病等；③胎盘绒毛上皮细胞广泛变性、纤维蛋白沉积、钙化，甚至大片梗死，使胎盘有效气体交换面积减少，如过期妊娠、妊娠期高血压疾病等；④胎儿运输及利用氧能力降低，如严重心血管畸形、各种原因所致的溶血性贫血等。

二、病理生理

胎儿对宫内缺氧有一定的代偿能力。轻、中度或一过性缺氧时，往往通过减少自身及胎盘耗氧量、增加血红蛋白释氧而缓解，不产生严重代谢障碍及器官损害，但长时间重度缺氧则可引起严重并发症。

(一)血气变化

因母体低氧血症引起的胎儿缺氧，胎儿脐静脉血氧分压降低，但二氧化碳分压往往正常。若胎盘功能正常，胎儿排出酸性代谢产物多无障碍，不发生呼吸性及代谢性酸中毒，胎儿可通过增加红细胞生成代偿低氧血症。而胎盘功能不良引起的胎儿缺氧，因胎盘血管阻力增高，脐静脉血液回流继发性减少，使胎儿下腔静脉中来自肢体远端含氧较少的血液比例相对增加，胎儿可利用氧减少，无氧酵解占优势，乳酸形成增加；又因胎盘功能障碍，二氧化碳通过胎盘弥散减少，致碳酸堆积，故胎盘功能不良所致的胎儿缺氧，常较早地出现呼吸性及代谢性酸中毒。

(二)心血管系统的变化

因母体缺氧致低氧血症时，由于胎儿肾上腺髓质直接分泌或通过化学感受器、压力感受器的反射作用，使血中儿茶酚胺浓度增高，心血管系统产生三个主要变化，即血压增高、心率减慢、血液重新分布。胎盘血流量及胎儿心排血量多无改变。因胎盘功能不良引起的胎儿缺氧，同样可观察到血液重新分布：心、脑、肾上腺血管扩张，血流量增加，其他器官血管收缩，血流量减少。而血压变化则取决于两个相反因素的作用结果：一是胎盘血管阻力增高及儿茶酚胺分泌增加使血压增高；二是酸中毒时，心肌收缩力减弱使心排血量减少，引起的血压下降。通常，缺氧早期血压轻度增高或维持正常水平，晚期则血压下降。心率变化取决于儿茶酚胺浓度及心脏局部因素相互作用的结果，前者使心率加快，而心肌细胞缺氧，局部 H^+ 浓度增高时，心率减慢。

（三）泌尿系统变化

缺氧使肾血管收缩，血流量减少，肾小球滤过率降低，胎儿尿形成减少，从而使羊水量减少。

（四）消化系统变化

缺氧使胃肠道血管收缩，肠蠕动亢进，肛门括约肌松弛，胎粪排出污染羊水。

（五）呼吸系统变化

缺氧初期深呼吸增加，并出现不规则喘气，使粪染的羊水吸入呼吸道深处，继之呼吸暂停直至消失。

（六）中枢神经系统变化

缺氧初期通过血液重新分布维持中枢神经系统供氧。但长期严重缺氧、酸中毒使心肌收缩力下降，当心排血量减少引起血压下降时，则脑血流灌注减少，血管壁损害，致脑水肿及出血；又因脑细胞缺氧，代谢障碍，细胞变性坏死，可能产生神经系统损伤后遗症。

三、临床表现及诊断

主要临床表现：胎心率异常、羊水粪染及胎动减少或消失。目前正常胎心率范围有不同标准。我国多年来一直采用的标准为120～160次/分，美国妇产科医师协会的标准也为120～160次/分。而世界妇产科联盟采用110～150次/分。综合相关资料、结合目前国情，本教材仍以120～160次/分为正常胎心率。诊断胎儿窘迫时不能单凭1次胎心听诊的结果，而应综合考虑其他的因素。若持续胎心听诊胎心＜120次/分或＞160次/分时应疑及胎儿有缺氧可能，须结合医疗条件采取相应措施排除或作出胎儿窘迫的诊断。有条件者可采用胎儿电子监护仪监护，了解胎心基率、基线变异及周期变化。

（一）急性胎儿窘迫

急性胎儿窘迫多发生在分娩期。常因脐带脱垂、前置胎盘、胎盘早剥、产程延长或宫缩过强及不协调等引起。

1.胎心率异常

缺氧早期,胎心率于无宫缩时增快,>160 次/分;缺氧严重时,胎心率<120 次/分。胎儿电子监护 CST 可出现晚期减速、变异减速。胎心率<100 次/分,伴频繁晚期减速提示胎儿缺氧严重,可随时胎死宫内。

2.羊水胎粪污染

羊水呈绿色、浑浊、稠厚及量少。依据程度不同,羊水污染分 3 度:①Ⅰ度浅绿色;②Ⅱ度黄绿色、浑浊;③Ⅲ度稠厚、呈棕黄色。若胎先露部固定,前羊水囊中羊水的性状可与胎先露部上方羊水不同。因此,胎心率<120 次/分,而前羊水仍清,应在无菌条件下,于宫缩间隙期轻轻上推胎儿先露部,了解其后羊水性状。注意勿用力上推胎儿先露部,以免脐带脱垂。

3.胎动异常

初期胎动频繁,继而减少至消失。

4.酸中毒

胎儿头皮血进行血气分析,pH<7.2(正常值 7.25~7.35),PO_2<1.3 kPa(10 mmHg)[正常值 2.0~4.0 kPa(15~30 mmHg)]及 PCO_2>8.0 kPa(60 mmHg)[正常值 4.7~7.3 kPa(35~55 mmHg)]可诊断为胎儿酸中毒。

(二)慢性胎儿窘迫

慢性胎儿窘迫常发生在妊娠晚期,多因妊娠期高血压疾病、慢性肾炎、糖尿病、严重贫血、妊娠肝内胆汁淤积症及过期妊娠等所致。

1.胎动减少或消失

胎动<10 次/12 小时为胎动减少,是胎儿缺氧的重要表现之一。临床上常可见胎动消失24 小时后胎心突然消失,应予警惕。监测胎动常用方法:嘱孕妇每天早、中、晚自行计数胎动各1 小时,3 小时胎动之和乘以 4 得到 12 小时的胎动计数。

2.胎儿电子监护异常

NST 表现为无反应型,即持续 20 分钟胎动时胎心率加速≤15 次/分,持续时间≤15 秒,基线变异频率<5 次/分。OCT 可见频繁变异减速或晚期减速。

3.胎儿生物物理评分低下

根据 B 超监测胎动、胎儿呼吸运动、胎儿肌张力、羊水量,加之胎儿电子监护 NST 结果综合评分(每项 2 分),≤3 分提示胎儿窘迫,4~7 分为胎儿可疑缺氧。

4.宫高、腹围小于正常

持续慢性胎儿缺氧,使胎儿宫内生长受阻,各器官体积减小,胎儿体重低,表现为宫高、腹围低于同期妊娠第10百分位数。

5.胎盘功能低下

表现如下:①雌三醇值降低。24小时尿雌三醇<10 mg或连续测定下降>30%;及随意尿中雌激素/肌酐比值<10均提示胎盘功能不良,胎儿缺氧;也可测定血清游离雌三醇,其值<40 nmol/L提示胎盘功能低下。②胎盘生乳素、妊娠特异β_1糖蛋白降低。晚期妊娠时,血清胎盘生乳素<4 mg/L、妊娠特异β_1糖蛋白<100 mg/L,提示胎盘功能不良。

6.羊水胎粪污染

羊膜镜检查见羊水浑浊呈浅绿色至棕黄色。

7.胎儿氧脉仪检查异常

其原理是通过测定胎儿血氧饱和度了解血氧分压情况。主要优点:①无创伤检测,能连续监护;②预测缺氧较敏感,当氧分压仅轻度降低或尚无明显变化,而pH下降或二氧化碳分压增高时,可监测到血氧饱和度已明显下降。

四、处理

(一)急性胎儿窘迫

应采取果断措施,紧急处理。

(1)积极寻找原因并予以治疗:如仰卧位低血压综合征者,应立即让患者取左侧卧位;若孕产妇有严重摄入不足,水电解质紊乱或酸中毒时,应予以纠正;若缩宫素致宫缩过强者,应立即停用缩宫素,必要时使用抑制宫缩的药物。

(2)吸氧:左侧卧位,面罩或鼻导管持续给氧,每分钟吸入10 L,能明显提高母血含氧量,使胎儿氧分压提高。

(3)尽快终止妊娠,根据产程进展,决定分娩方式。①宫口未开全,出现下列情况之一者,应立即剖宫产:胎心率持续低于120次/分或高于180次/分,伴羊水污染Ⅱ度;羊水污染Ⅲ度,伴羊水过少;胎儿电子监护CST出现频繁晚期减速或重度变异减速;胎儿头皮血pH<7.20。②宫口开全:骨盆各径线正常者,胎头双顶径已过坐骨棘平面以下,一旦诊断为胎儿窘迫,应尽快经阴道助产,娩出胎儿。

无论剖宫产或阴道分娩,均需做好新生儿窒息抢救准备。

(二)慢性胎儿窘迫

根据妊娠并发症特点及其严重程度,结合孕周、胎儿成熟度及胎儿窘迫的严重程度综合判断,拟定处理方案。

1.一般处理

卧床休息，取左侧卧位。定时吸氧，每天2～3次，每次30分钟。积极治疗妊娠并发症。

2.终止妊娠

妊娠近足月者胎动减少或OCT出现晚期减速、重度变异减速，或胎儿生物物理评分≤3分时，以剖宫产终止妊娠为宜。

3.期待疗法

孕周小、估计胎儿娩出后存活可能性小，须根据当地医疗条件，尽量采取保守治疗，以期延长孕周，同时促胎肺成熟，争取胎儿成熟后终止妊娠。并向家属说明，在治疗中胎儿可能随时胎死宫内；胎盘功能低下可影响胎儿发育，预后不良。

第六节 胎儿畸形

胎儿畸形成因复杂可能涉及遗传因素、环境因素或综合因素等多种原因造成。我国主要出生缺陷排前五位的是先天性心脏病、多指(趾)、总唇裂、神经管缺陷和脑积水。

胎儿畸形的产前诊断手段主要包括超声检查、磁共振检查、母体血清学检查及侵入性产前诊断。

胎儿畸形分为致死性和非致死性两大类。对于致死性畸形应尽快终止妊娠，非致死性畸形的处理需结合发现的孕周、畸形的严重程度、预后情况、有无合并的其他结构异常和染色体异常，以及孕妇和家属的意愿综合决定。

广义的胎儿畸形，指胎儿先天异常，包括胎儿各种结构畸形、功能缺陷、代谢及行为发育的异常。又细分为代谢障碍异常、组织发生障碍异常、先天畸形和先天变形。狭义的胎儿畸形，是指由于内在的异常发育而引起的器官或身体某部位的形态学缺陷，又称为出生缺陷。

据美国全球出生缺陷报告，全球每年大约有790万的出生缺陷儿出生，占出生总人口的6%。已被确认的出生缺陷有7 000多种，其中全球前五位的常见严重出生缺陷占所有出生缺陷的25%，依次为先天性心脏病(congenital heart disease,CHD)、神经管缺陷(neural tube defects,NTD)、血红蛋白病(地中海贫血)、唐氏综合征(Down′s syndrome,DS)和红细胞6-磷酸葡萄糖脱氢酶(G-6-PD)缺陷症(俗称“蚕豆病”)。我国每年有20万～30万先天畸形儿出生,加上出生后数月和数年才显现的缺陷,先天残疾儿童总数高达80万～120万,占每年出生人口总数的4%～6%。据全国妇幼卫生监测办公室和中国出生缺陷监测中心调查,我国主要出生缺陷排前五位的是先天性心脏病、多指(趾)、总唇裂、神经管缺陷和脑积水。

一、病因

导致胎儿畸形的因素目前认为主要由遗传、环境因素,以及遗传和环境因素共同作用所致。遗传原因(包括染色体异常和基因遗传病)占25%;环境因素(包括放射、感染、母体代谢失调、药物及环境化学物质等)占10%;两种原因相互作用及原因不明占65%。

(一)遗传因素

目前已经发现有5 000多种遗传病,究其病因,主要分为单基因遗传病、多基因遗传病和染色体病。

1.单基因遗传病

单基因遗传病是由于一个或一对基因异常引起,可表现为单个畸形或多个畸形。按遗传方式分为常见常染色体显性遗传病[多指(趾)、并指(趾)、珠蛋白生成障碍性贫血、多发性家族性结肠息肉、多囊肾、先天性软骨发育不全、先天性成骨发育不全、视网膜母细胞瘤等]、常染色体隐性遗传病(白化病、苯丙酮尿症、半乳糖血症、黏多糖病、先天性肾上腺皮质增生症等)、X连锁显性遗传病(抗维生素D佝偻病、家族性遗传性肾炎等)和X连锁隐性遗传病(血友病、色盲、进行性肌营养不良等)。

2.多基因遗传病

多基因遗传病是由于两对以上基因变化引起,通常仅表现为单个畸形。多基因遗传病的特点是:基因之间没有显性、隐性的区别,而是共显性,每个基因对表型的影响很小,称为微效基因,微效基因具有累加效应,常常是遗传因素与环境因素共同作用。常见多基因遗传病有先天性心脏病、小儿精神分裂症、家族性智力低下、脊柱裂、无脑儿、少年型糖尿病、先天性肥大性幽门狭窄、重度肌无力、先天性巨结肠、气管食管瘘、先天性腭裂、先天性髋脱位、先天性食管闭锁、马蹄内翻足、原发性癫痫、躁狂抑郁精神病、尿道下裂、先天性哮喘、睾丸下降不全、脑积水等。

3.染色体病

染色体病指染色体数目或结构异常，包括常染色体和性染色体，均可导致胎儿畸形，如21-三体综合征、18-三体综合征、13-三体综合征、Tuner综合征等。

(二)环境因素

环境因素包括放射、感染、母体代谢失调、药物和环境化学物质、毒品等环境中可接触的物质。环境因素致畸与其剂量-效应、临界作用，以及个体敏感性吸收、代谢、胎盘转运、接触程度等有关。20世纪40年代在广岛和长崎上空爆炸原子弹诱发胎儿畸形，20世纪50年代甲基汞污染水体引起先天性水俣病，以及20世纪60年代反应停在短期内诱发近万例海豹畸形以来，环境因素引起先天性发育缺陷受到了医学界的高度重视。风疹病毒可引起胎儿先天性白内障、心脏异常，梅毒也可引起胎儿畸形。另外，环境因素常常参与多基因遗传病的发生。

(三)综合因素

多基因遗传价值环境因素常可导致先天性心脏病、神经管缺陷、唇裂、腭裂及幽门梗阻等胎儿畸形。

二、胎儿畸形的发生易感期

在卵细胞受精后2周，孕卵着床前后，药物及周围环境毒物对胎儿的影响表现为“全”或“无”效应。“全”表示胚胎受损严重而死亡，最终流产；“无”指无影响或影响很小，可以经其他早期的胚胎细胞的完全分裂代偿受损细胞，胚胎继续发育，不出现异常。“致畸高度敏感期”在受精后3～8周，也即停经后的5～10周，胎儿各部开始定向发育，主要器官均在此时期内初步形成。如神经在受精后15～25天初步形成，心脏在20～40天，肢体在24～26天。该段时间内受到环境因素影响，特别是感染或药物影响，可能对将发育成特定器官的细胞发生伤害，胚胎停育或畸变。8周后进入胎儿阶段，致畸因素作用后仅表现为细胞生长异常或死亡，极少导致胎儿结构畸形。

三、常见胎儿畸形

(一)先天性心脏病

由多基因遗传及环境因素综合致病。发病率为0.6%～1%，妊娠期糖尿病孕妇胎儿患先天性心脏病的概率升高，为5%～10%。环境因素中妊娠早期感染,特别是风疹病毒感染容易引起发病。

先天性心脏病种类繁多,有法洛四联症、室间隔缺损、左心室发育不良、大血管转位、心内膜垫缺损、Ebstein 畸形、心律失常等。由于医学超声技术水平的提高,绝大多数先天性心脏病可以在妊娠中期发现。

1.法洛四联症

法洛四联症占胎儿心脏畸形的 6%～8%,指胎儿心脏同时出现以下四种发育异常:室间隔缺损、右心室肥大、主动脉骑跨和肺动脉狭窄。

2.室间隔缺损

室间隔缺损是最常见的先天性心脏病,占 20%～30%,可分为 3 种类型。①漏斗部:又称圆锥间隔,约占室间隔的 1/3。②膜部室间隔:面积甚小,直径不足 1.0 cm。③肌部间隔:面积约占 2/3。膜部间隔为缺损好发部位,肌部间隔缺损最少见。

各部分缺损又分若干亚型:①漏斗部缺损分干下型(缺损位于肺动脉瓣环下,主动脉右与左冠状瓣交界处之前),嵴上(内)型缺损(位于室上嵴之内或左上方);②膜部缺损分嵴下型(位于室上嵴右下方),单纯膜部缺损,隔瓣下缺损(位于三尖瓣隔叶左下方);③肌部缺损可发生在任何部位,可单发或多发。大部分室间隔缺损出生后需要手术修补。

3.左心室发育不良

左心室发育不良占胎儿心脏畸形的 2%～3%,左心室狭小,常合并有二尖瓣狭窄或闭锁、主动脉发育不良。预后不良。

4.大血管转位

大血管转位占胎儿心脏畸形的 4%～6%,发生于孕 4～5 周,表现为主动脉从右心室发出,肺动脉从左心室发出,属复杂先天畸形。出生后需要手术治疗。首选手术方式是动脉调转术,但因需冠状动脉移植、肺动脉瓣重建为主动脉瓣、血管转位时远段肺动脉扭曲、使用停循环技术等,术后随访发现患儿存在冠状动脉病变、主动脉瓣反流、神经发育缺陷、肺动脉狭窄等并发症。

5.心内膜垫缺损

心内膜垫缺损占胎儿心脏畸形的 5%左右,其中 60%合并有其他染色体异常。心内膜垫是胚胎的结缔组织,参与形成心房间隔、心室间隔的膜部,以及二尖瓣和三尖瓣的瓣叶和腱索。心内膜垫缺损又称房室管畸形,主要病变是房室环上、下方心房和心室间隔组织部分缺失,且可伴有不同程度的房室瓣畸形。出生后需手术治疗,合并染色体异常时,预后不良。

6.Ebstein 畸形

Ebstein 畸形占胎儿心脏畸形的 0.3%左右，属致死性心脏畸形。1866 年 Ebstein 首次报道，又名三尖瓣下移畸形。三尖瓣隔瓣和/或后瓣偶尔连同前瓣下移附着于近心尖的右心室壁上，将右心室分为房化右心室和功能右心室，异位的瓣膜绝大多数关闭不全，也可有狭窄。巨大的房化右心室和严重的三尖瓣关闭不全影响患者心功能，有报道 48%胎死宫内，35%出生后虽经及时治疗但仍死亡。

7.胎儿心律失常

胎儿心律失常占胎儿的 10%～20%，主要表现为期外收缩(70%～88%)，心动过速(10%～15%)和心动过缓(8%～12%)。胎儿超声心动图是产前检查胎儿心律失常的可靠的无创性影像技术，其应用有助于早期检出并指导心律失常胎儿的处理。大多数心律失常的胎儿预后良好，不需要特殊治疗，少部分合并胎儿畸形或出现胎儿水肿，则预后不良，可采用宫内药物(如地高辛)治疗改善预后。

除上述胎儿心脏畸形外，还有永存动脉干、心室双流出道、心肌病、心脏肿瘤等。必须提出的是，心脏畸形常常不是单独存在，有的是某种遗传病的一种表现，需要排查。

(二)多指(趾)

临床分为三种类型：①单纯多余的软组织块或称浮指；②具有骨和关节正常成分的部分多指；③具有完全的多指。超过 100 多种异常或遗传综合征合并有多指(趾)表现，预后也与是否合并有其他异常或遗传综合征有关。单纯多指(趾)具有家族遗传性，手术效果良好。

(三)总唇裂

总唇裂包括唇裂和腭裂。发病率为 1‰，再发危险为 4%。父为患者，后代发生率 3%；母为患者，后代发生率 14%。单纯小唇裂出生后手术修补效果良好，但严重唇裂同时合并有腭裂时，影响哺乳。B 超妊娠中期筛查有助诊断，但可能漏诊部分腭裂，新生儿预后与唇腭裂种类、部位、程度，以及是否合并有其他畸形或染色体异常有关。孕前 3 个月开始补充含有一定叶酸的多种维生素可减少唇腭裂的发生。

(四)神经管缺陷

神经管在胚胎发育的 4 周前闭合。孕早期叶酸缺乏可引起神经管关闭缺陷。神经管缺陷包括无脑儿、枕骨裂、露脑与脊椎裂。各地区的发病率差异较大，我国北方地区高达6‰～7‰，占胎儿畸形总数的40％～50％，而南方地区的发病率仅为1‰左右。

1.无脑儿

颅骨与脑组织缺失，偶见脑组织残基，常伴肾上腺发育不良及羊水过多。孕妇血清甲胎蛋白(AFP)异常升高，B超检查可以确诊，表现为颅骨不显像，双顶径无法测量。属致死性胎儿畸形，无论在妊娠的哪个时期，一旦确诊，应尽早引产。即使妊娠足月，约75％在产程中死亡，其他则于产后数小时或数天死亡。无脑儿外观颅骨缺失、双眼暴突、颈短。

2.脊柱裂

脊柱裂是指由于先天性的椎管闭合不全，在脊柱的背或腹侧形成裂口，可伴或不伴有脊膜、神经成分突出的畸形。可分为囊性脊柱裂和隐性脊柱裂，前者根据膨出物与神经、脊髓组织的病理关系分为：脊膜膨出、脊髓脊膜膨出和脊髓裂。囊性脊柱裂的患儿于出生后即见在脊椎后纵轴线上有囊性包块突起，呈圆形或椭圆形，大小不等，有的有细颈或蒂，有的基底部较大无颈。脊髓脊膜膨出均有不同程度神经系统症状和体征，患儿下肢无力或足畸形，大小便失禁或双下肢呈完全弛缓性瘫痪。脊髓裂生后即可看到脊髓外露，局部无包块，有脑脊液漏出，常并有严重神经功能障碍，不能存活。囊性脊柱裂几乎均须手术治疗。隐性脊柱裂为单纯骨性裂隙，常见于腰骶部第五腰椎和第一骶椎。病变区域皮肤大多正常，少数显示色素沉着、毛细血管扩张、皮肤凹陷、局部多毛现象。在婴幼儿无明显症状；长大以后可出现腰腿痛或排尿排便困难。

孕期孕妇血清甲胎蛋白(AFP)异常升高，B超排畸筛查可发现部分脊柱排列不规则或有不规则囊性物膨出，常伴有Lemon征(双顶径测定断面颅骨轮廓呈柠檬状)和Banana征(小脑测定断面小脑呈香蕉状)。孕前3个月起至孕后3个月补充叶酸，可有效预防脊柱裂发生。脊柱裂的预后变化很大，应根据孕周、严重程度、孕妇和家属的意愿决定是否继续妊娠。严重者建议终止妊娠。

(五)脑积水

脑积水与胎儿畸形、感染、遗传综合征、脑肿瘤等有关。最初表现为轻度脑室扩张，处于动态变化过程。单纯轻度脑室扩张无严重后果，但当脑脊液大量蓄积，引起颅内压升高、脑室扩张、脑组织受压，颅腔体积增大、颅缝变宽、囟门增大时，则会引起胎儿神经系统后遗症，特别是合并其他畸形或遗传综合征时，则预后不良。孕期动态B超检查有助于诊断。对于严重脑室扩张伴有头围增大时，或合并有 Dandy-Walker 综合征等其他异常时，建议终止妊娠。

（六）唐氏综合征

唐氏综合征，又称21-三体综合征或先天愚型，是最常见的染色体异常。发病率为1/800。根据染色体核型的不同，唐氏综合征分为三种类型，即单纯21-三体型、嵌合型和易位型。唐氏综合征的发生起源于卵细胞或精子发生的减数分裂过程中随机发生的染色体的不分离现象，导致21号染色体多了一条，破坏了正常基因组遗传物质间的平衡，造成患儿智力低下，颅面部畸形及特殊面容，肌张力低下，多并发先天性心脏病，患者白血病的发病率增高，为普通人群的10～20倍。生活难以自理，患者预后一般较差，50%左右于5岁前死亡。目前对唐氏综合征缺乏有效的治疗方法。

通过妊娠早、中期唐氏综合征母体血清学检测（早期 PAPP-A、游离 β-HCG，中期 AFP、β-HCG和 uE_3 等），结合B超检查，可检测90%以上的唐氏综合征。对高风险胎儿，通过绒毛活检或羊水穿刺或脐血穿刺等技术作染色体核型分析可以确诊。一旦确诊，建议终止妊娠。

四、辅助检查

随着产前诊断水平的提高，很多胎儿畸形可以在产前发现或干预。采用的手段有以下几方面。

（一）影像学检查

1.超声检查

超声检查是检查胎儿畸形的主要方法。早期妊娠和中期妊娠遗传学超声筛查，可以发现70%以上的胎儿畸形。

2.MRI 检查

对于中枢神经系统病变的诊断价值优于超声检查。但由于价格昂贵，不易临床推广，可作为超声检查发现胎儿异常的重要验证和补充诊断手段。

（二）生化检查

1.母体血清学筛查

早孕期检测 PAPPA 和 β-HCG，中孕期检测 AFP、β-HCG 和 uE_3，除了可用于胎儿染色体病特别是唐氏综合征的筛查外，还可以帮助判断是否存在胎儿神经管缺陷。优点是无创伤性，缺点是只能提供风险率，不能确诊。

2.TORCH 检测

有助于了解胎儿畸形的风险与病因。

(三)染色体核型分析或基因检测

1.侵入性检查

孕早期绒毛活检术,孕中期羊膜腔穿刺术和孕中晚期脐静脉穿刺术可以直接取样,获取胎儿组织细胞进行染色体核型分析或基因检测。

2.无创 DNA 检查

通过采取孕妇外周血中胎儿游离 DNA,可用于胎儿 13、18、21、性染色体等染色体非整倍体的检测,近年来已成为焦点。

(四)胎儿镜检查

属于有创性诊断技术,但能更直观、准确地观察胎儿情况,且可进行组织取样诊断,甚至可进行宫内治疗。

五、预防和治疗

预防出生缺陷应实施三级预防。一级预防是通过健康教育、选择最佳生育时机、遗传咨询、孕前保健、合理营养、避免接触放射线和有毒有害物质、预防感染、谨慎用药、戒烟戒酒等孕前阶段综合干预,减少出生缺陷的发生。二级预防是通过孕期筛查和产前诊断识别胎儿严重先天缺陷,早期发现,早期干预,减少缺陷儿的出生。三级预防是指对新生儿疾病的早期筛查、早期诊断、及时治疗,避免或减轻致残,提高患儿生活质量和生存概率。

建立、健全围产期保健网,向社会广泛宣传优生知识,避免近亲婚配或严重的遗传病患者婚配,同时提倡适龄生育,加强遗传咨询和产前诊断,注意环境保护,减少各种环境致畸因素的危害,可有效地降低各种先天畸形儿的出生率。对于无存活可能的先天畸形,如无脑儿、严重脑积水等,一经确诊应行引产术终止妊娠;对于有存活机会且能通过手术矫正的先天畸形,分娩后转有条件的儿科医院进一步诊治。

六、临床特殊情况的思考和建议

胎儿医学的飞速发展正是始于“出生缺陷”的产前筛查与产前诊断。对于非致死性胎儿畸形的治疗,应根据胎儿畸形的诊断孕周、严重程度、治疗方案、效果及围产儿的远期预后,有无合并的其他结构异常和染色体异常,与孕妇和家属充分沟通交流后,决定是否放弃胎儿还是进行宫内治疗。宫内治疗需遵循多学科联合诊治的原则,将产科学、儿科学、外科学、影像学、遗传学、生物学、生物化学、伦理学等众多不同领域的学科有机结合在一起。临床上以母体医学为基础,将胎儿视为完整个体,从而给予全面的监测与管理。

第六章 分娩并发症

第一节 子 宫 破 裂

子宫破裂是指妊娠期子宫破裂即子宫体或下段于妊娠时期或分娩期发生的子宫裂伤。子宫破裂发生率不同的地区有很大的差异，城乡妇幼保健网的建立和健全的程度不同，其发挥的作用也有明显差异，子宫破裂在城市医院已很少见到，而农村偏远地区时有发生。子宫破裂按发生时间可分为产前和产时，按程度可分为完全性和不完全性破裂，还可根据破裂的原因分为自发性和创伤性子宫破裂。

一、病因

主要因为子宫曾经手术或有过损伤和高龄多产妇。

（一）子宫自然破裂

1.阻塞性难产

阻塞性难产为常见的和最主要的原因。胎先露下降受阻，如骨盆狭窄，胎位异常，胎儿畸形，软产道畸形，以及盆腔肿瘤阻塞产道等均可造成胎先露下降受阻。临产后于宫上段强烈收缩，向下压迫胎儿，子宫下段被迫过度伸展过度而变薄，造成子宫破裂。

2.损伤性子宫破裂

不适当的使用各种阴道助产手术，如宫口未开全做产钳助娩或臀牵引术，忽略性横位，不按分娩机制，强行做内倒转术；或做破坏性手术如毁胎术，胎盘植入人工剥离胎盘等由于操作用力不当，损伤子宫。暴力压腹压助产即人工加压子宫底部促使胎儿娩出，也可使子宫破裂。

3.缩宫素应用不当

产程延长，未查明原因即滥用缩宫素，或宫颈未成熟应用缩宫素强行引产，有时胎儿从阴道前或后穹隆排出，造成子宫破裂。

4.子宫发育异常

如残角子宫，双角子宫，子宫发育不良在妊娠后期或分娩期发生破裂。

(二)瘢痕子宫破裂

1.剖宫产术或其他原因子宫切开术

如子宫畸形整形术、子宫穿孔或肌瘤剔除进宫腔修补术。妊娠晚期子宫膨大，分娩过程中瘢痕自发破裂。

2.剖宫产瘢痕破裂

子宫破裂以剖宫产瘢痕破裂最为常见，与前次剖宫产的术式有关，子宫切口分为下段横切口或纵切口，一般术式选为下段横切口，妊娠晚期子宫下段拉长、变薄，易切开及缝合，易愈合，若子宫下段未充分伸展而施行手术，术中不能选子宫下段横切口而行子宫纵切口，子宫肌层相对厚，缝合对合不齐，使切口愈合不良，易发生子宫破裂及产后晚期出血。与前次剖宫产缝合技术有关，无论子宫下段横切口或纵切口，如果切口缝线太密、太紧，影响血运，边缘对合不齐或将内膜嵌入肌层、感染等因素使切口愈合不良，再次妊娠分娩易发生子宫破裂。

(三)本次妊娠的影响

1.胎盘的位置

因滋养叶细胞有侵袭子宫肌层的作用，若胎盘位置于瘢痕处，可造成瘢痕的脆弱。

2.妊娠间隔的时间

瘢痕子宫破裂与妊娠间隔有一定的关系，有资料表明，瘢痕子宫破裂最短为1年，最长为10年，一般2年之内子宫破裂为多。

3.妊娠晚期子宫膨大

如双胎、羊水过多、巨大儿等，一般孕周达38周胎头入骨盆，子宫下段撑薄，易发生子宫瘢痕破裂。

4.产力的影响

临产后子宫收缩牵拉瘢痕，易发生瘢痕的破裂。

二、临床表现

根据子宫破裂的发展过程，可分为先兆子宫破裂与子宫破裂两种。先兆破裂为时短暂，若无严密观察产程往往被忽略，发展为破裂。尤其为前次剖宫产史，常见于瘢痕破裂，有时在手术时才发现子宫肌层裂开。

(一)先兆破裂

(1)多见与产程延长与先露下降受阻，产妇突然烦躁不安，疼痛难忍，呼吸急促，脉搏细速。

(2)子宫肌层过度收缩与缩复而变厚，子宫下段逐渐变长、变薄。腹部检查时子宫上下段明显出现病理缩复环，即此环每次宫缩时逐渐上升，阵缩时子宫呈葫芦形，子宫下段有明显压疼。

(3)胎动活跃，胎心变慢或增快。提示胎儿宫内窘迫。

(4)产妇往往不能自解小便，膀胱因过度压迫而发生组织损伤，导致血尿。

(二)破裂

子宫破裂发生一刹那，产妇感到剧烈的疼痛。宫缩停止，腹痛稍感轻些，此后产妇出现的全身情况与破裂的性质(完全或不完全)、出血的多少有关。完全破裂，内出血多，患者血压下降，很快出现休克，胎动停止，胎心消失。出血和羊水的刺激有腹膜刺激症状，如压疼反跳痛及肌紧张等，不完全破裂症状可不典型，但在破裂处有固定的压痛。典型的子宫破裂诊断不困难，但若破裂发生在子宫后壁或不完全破裂则诊断较困难。

三、诊断

(一)病史、体征

依靠病史、体征可做出初步诊断。

(二)腹部检查

腹部检查全腹压痛和反跳痛，腹肌紧张，可叩及移动性浊音，腹壁下胎体可清楚扪及，子宫缩小，位于胎儿一侧，胎动停止，胎心消失。

(三)阴道检查

子宫破裂后，阴道检查可发现胎先露的上移，宫颈口缩小，可有阴道流血，有时可触到破裂口；但若胎儿未出宫腔，胎先露不会移位，检查动作要轻柔，有时会加重病情。

(四)B超诊断

可见胎儿游离在腹腔内，胎儿的一边可见收缩的子宫，腹腔的积液。

(五)腹腔或后穹隆穿刺

可明确腹腔内有无出血。

四、鉴别诊断

(一)胎盘早剥与子宫破裂

均有发病急,剧烈腹部疼痛,腹腔内出血,休克等症状,但前者患有妊高症,B超提示胎盘后血肿,子宫形状不变,亦不缩小。

(二)难产并发感染

个别难产病例,经多次阴道检查后感染,出现腹痛症状和腹膜炎刺激征,类似子宫破裂征象,阴道检查宫颈口不会回缩,胎儿先露不会上升,子宫亦不会缩小。

五、治疗

(一)先兆子宫破裂

早期诊断,及时恰当处理,包括输液、抑制宫缩的药物及抗生素的应用。一旦诊断子宫先兆破裂,希望能挽救胎儿,同时为了避免发展成子宫破裂,应尽快剖宫产术结束分娩。

(二)子宫破裂

一方面输液、输血、氧气吸入等抢救休克,同时准备剖腹手术,子宫破裂时间在12小时以内,破口边缘整齐,无明显感染,需保留生育功能者,可考虑修补缝合破口。破口大或撕裂不整齐,且又感染可能,考虑行次全子宫切除术。破裂口不仅在下段,且沿下段至宫颈口考虑行子宫全切术。如产妇已有活婴,同时行双侧输卵管结扎术。

(三)开腹探查子宫破裂外的部位

仔细检查阔韧带内、膀胱、输尿管、宫颈和阴道,如发现有损伤,及时行修补术。

六、预防与预后

做好孕期检查,正确处理产程,绝大多数子宫破裂可以避免。孕产期发生子宫破裂的预后与早期诊断、抢救是否及时、破裂的性质有关。减少孕产妇及围产儿的死亡率。

(1)建立健全的妇幼保健制度,加强围产期保健检查,凡有剖宫产史,子宫手术史，难产史，产前检查发现骨盆狭窄，胎位异常者，应预产期前2周入院待产。充分做好分娩前的准备，必要时择期剖宫产。

(2)密切观察产程，及时发现异常，出现病理缩复环或其他先兆子宫破裂征象时应及时行剖宫产。

(3)严格掌握缩宫素和其他宫缩剂的使用适应证：胎位不正，头盆不称，骨盆狭窄禁用缩宫素。双胎，胎儿偏大，剖宫产史，多胎经产妇慎用或不用缩宫素。无禁忌证的产妇，应用缩宫素应稀释后静脉滴注，由专人负责观察产程。禁止在胎儿娩出之前肌内注射缩宫素。

(4)严格掌握各种阴道手术的指征：遵守手术操作规程困难的阴道检查，如产钳，内倒转术后，剖宫产史及子宫手术史，产后应常规探查宫颈和宫腔有无损伤。

(5)严格掌握剖宫产指征：近年来，随着剖宫产率的不断上升，瘢痕子宫破裂的比例随之上升。因此，第一次剖宫产时，必须严格掌握剖宫产的指征。术式尽可能采取子宫下段横切口。

第二节　子宫内翻

子宫内翻是指子宫底部向宫腔内陷入，甚至自宫颈翻出的病变，这是一种分娩期少见而严重的并发症。多数发生在第三产程，如处理不及时，往往因休克、出血，产妇可在3～4小时内死亡。国内报道子宫内翻病死率可达62%。

一、发生率

子宫内翻是一种罕见的并发症，其发生率各家报道不一，Shan-Hosseini等报道子宫内翻发生率约为1∶6 400次分娩，Platt等报道发生率约为1∶2 100次分娩。陈晨等报道北京市红十字会朝阳医院子宫内翻发生率为1∶16 473；湖南株洲市二院子宫内翻发生率为1∶4 682；山东淄博市妇幼保健院子宫内翻发生率为1∶1 666；广州市白云区妇幼保健院子宫内翻发生率为1∶10 359。

二、病因

引起急性子宫内翻的病因较多，常常是多种因素共同作用的复杂结果，但其先决条件必须有子宫壁松弛和子宫颈扩张，其中第三产程处理不当(占60%)，胎儿娩出后，过早干预，按压子宫底的手法不正确，强行牵拉脐带等，导致子宫底陷入宫腔，黏膜面翻出甚至脱垂于阴道口外。其促成子宫内翻的因素有以下几点。

(1)胎盘严重粘连、植入子宫底部，同时伴有子宫收缩乏力或先天性子宫发育不良，助产者在第三产程处理时，强拉附着于子宫底的胎盘脐带的结果，此时如脐带坚韧不从胎盘上断裂，加上用力挤压松弛的子宫底就可能发生子宫内翻。

(2)脐带过短或缠绕：胎儿娩出过程中由于脐带过短或脐带缠绕长度相对过短，过度牵拉脐带也会造成子宫内翻。

(3)急产宫腔突然排空：由于产程时间短，子宫肌肉尚处于松弛状态，在产程中因咳嗽或第二产程用力屏气，腹压升高，也会导致子宫内翻。

(4)产妇站立分娩：因胎儿体重对胎盘脐带的牵拉作用而引起子宫内翻。

(5)妊娠高血压疾病时：使用硫酸镁时使子宫松弛，也会促使子宫内翻；有人报道植入性胎盘也会促使子宫内翻。

三、分类

(一)按发病时间分类

1.急性子宫内翻

子宫内翻后宫颈尚未缩紧，占 75%。

2.亚急性子宫内翻

子宫内翻后宫颈已缩紧，占 15%。

3.慢性子宫内翻

子宫内翻宫颈回缩已经超过 4 周，子宫在翻出位置已经缩复但仍停留在阴道内，占 10%。

(二)按子宫内翻程度分类

1.不完全子宫内翻

子宫底向下内陷，可接近宫颈口或越过但还存在部分子宫腔。

2.完全性子宫内翻

子宫底下降于子宫颈外，但还在阴道内。

3.子宫内翻脱垂

整个子宫内翻暴露于阴道口外。

四、临床表现

子宫内翻可引起迅速的阴道大量流血，处理不及时，可致产妇死亡。子宫内翻产妇突觉下腹剧痛，尤其胎盘未剥离牵拉脐带更加重腹痛，遂即产妇进入严重休克状态，有时休克与出血量不成正比，出现上述现象时，应考虑到有子宫内翻的可能。而慢性子宫内翻多因急性子宫内翻时未能及时发现，而后就诊的，此时的症状多表现如下。

(1)产后下腹坠痛，或阴道坠胀感。

(2)大小便不畅。

(3)产后流血史或月经过多。

(4)因子宫内翻感染，出现白带多而有臭味，甚至流脓液，严重者有全身感染症状，发热、白细胞升高等。

(5)因阴道流血而致继发性贫血。

五、诊断与鉴别诊断

在分娩第三产程有用手在下腹部推压子宫底或用手牵拉脐带的经过，产妇在分娩后突然下腹剧痛，出现休克，尤其与出血量不相称时，因考虑有子宫内翻的可能。当翻出子宫已脱垂于阴道口外时，诊断并不困难，但当胎盘未剥离却已发生子宫内翻时，有时会误诊为娩出的胎盘，再次牵拉脐带时即引起剧痛，此时应及时做阴道、腹部双合诊。

(一)诊断

1.腹部检查

下腹部摸不到宫底，或在耻骨联合后可触及一个凹陷。

2.阴道检查

在阴道内可触及一球形包块，表面为暗红色、粗糙的子宫内膜，在包块的根部可触及宫颈环。如胎盘尚未剥离而完全黏附于翻出的宫体时，常易误诊为胎儿面娩出的胎盘，牵引脐带时可引起疼痛。

根据病史及检查可做出子宫内翻的诊断。

(二)鉴别诊断

子宫内翻应与子宫黏膜下肌瘤及产后子宫脱垂相鉴别。

1.子宫黏膜下肌瘤

其为子宫肌瘤向子宫黏膜面发展，突出于子宫腔，如黏膜下肌瘤蒂长，经子宫收缩可将肌瘤排出宫颈而脱出于阴道内。妇科检查时，盆腔内有均匀增大的子宫，如子宫肌瘤达到宫颈口处并且宫口较松，手指进入宫颈管可触及肿瘤；已经排出宫颈外者则可看见到肌瘤，表面为充血暗红色的黏膜所包裹，有时有溃疡及感染。如用子宫探针自瘤体周围可探入宫腔，其长短与检查的子宫大小相符，急性子宫内翻往往发生在分娩期，患者有疼痛、阴道流血及休克等临床表现。认真仔细观察鉴别并无困难。

2.子宫脱垂

患者一般情况良好，妇科检查时可见脱出的包块表面光滑，并可见子宫颈口，加腹压时子宫脱出更加明显，内诊检查时可触摸到子宫体。

六、治疗

明确诊断后应立即开放静脉通路、备血及麻醉医师配合下进行抢救，延迟处理可增加子宫出血、坏死和感染机会，给产妇带来极大的危险和痛苦。处理的原则为积极加强支持治疗，纠正休克，尽早实施手法复位或手术，其具体处理应视患者的全身情况、翻出的时间长短和翻出部分的病变情况、感染程度等而决定。

（一）阴道手法复位

子宫内翻早期，宫颈尚未收缩，子宫尚无淤血、肿胀，如果胎盘尚未剥离，不要急于剥离，因为此时先做胎盘剥离会大大增加出血量，加速患者进入严重休克状态；如果胎盘已经大部分剥离，则先剥离胎盘，然后进行复位，此外翻出子宫及胎盘体积过大，不能通过狭窄的宫颈环，需先剥离胎盘。应首先开放两条静脉通路，输液、备血，镇痛及预防休克。给予乙醚、氟烷、恩氟烷、芬太尼及异丙酚等麻醉下，同时给以子宫松弛剂，β-肾上腺素能药物，如利托君、特布他林或硫酸镁。待全身情况得以改善，立即行手法子宫还纳术。产妇取平卧位，双腿外展并屈曲，术者左手向上托起刚刚翻出的子宫体，右手伸入阴道触摸宫颈与翻出宫体间的环状沟，用手指及手掌沿阴道长轴方向徐徐向上向宫底部推送翻出的子宫，操作过程用力要均匀一致，进入子宫腔后，用手拳压迫宫底，使其翻出的子宫完全复位。子宫恢复正常形态后立即停止使用子宫松弛剂，并开始使用宫缩剂收缩子宫，同时使子宫保持在正常位置，注意观察宫缩及阴道流血情况，直至子宫张力恢复正常，子宫收缩良好时术者仍应继续经阴道监控子宫，以免子宫再度翻出。

（二）阴道手术复位

Kuctnne 法，即经阴道将宫颈环的后侧切开，将子宫还纳复位，然后缝合宫颈切口。但必须注意不能损伤直肠。

（三）经腹手术复位

Huntington 法：在麻醉下，切开腹壁进入腹腔后，先用卵圆钳或手指扩大宫颈环，再用组织钳夹宫颈环下方 2～3 cm 处的子宫壁，并向上牵引，助手同时在阴道内将子宫体向上托，这样，一边牵引，一边向上托使子宫逐渐全部复位，复位后，在阴道内填塞纱布条，并给予缩宫素，预防子宫再度翻出，若宫颈环紧而且不易扩张情况下，可先切开宫颈环后，将翻出的子宫体逐渐向上牵引，使其慢慢复位，完成复位后缝合宫颈切口（Noltain 复位法）。

(四)经腹或经阴道子宫次(全)切除术

经各种方法复位不成功、复位以后宫缩乏力伴有大出血、胎盘粘连严重或有植入、翻出时间较长合并严重感染者，视其病情程度，选择阴道或腹式手术切除子宫。

(五)其他方法

阴道热盐水高压灌注复位法：用热盐水可使宫颈环放松，盐水压力作用于翻出的子宫壁，促使其翻出的子宫逐渐复位，此方法简单易行，适用于病程短、病情较轻、局部病变小的患者。

七、预防

预防子宫内翻的关键是加强助产人员的培训，正确处理好第三产程，在娩出胎盘的过程中，仔细观察胎盘剥离的临床症状，当确认胎盘已经完全剥离时，于子宫收缩时以左手握住宫底，拇指置于子宫前壁，其余四指放在子宫后壁并按压，同时右手轻拉脐带，协助胎盘娩出。胎盘粘连时正确手法剥离，且不能粗暴地按压子宫底或强行牵拉脐带。

第三节 羊水栓塞

羊水栓塞（amniotic fluid embolism，AFE）是指羊水进入母体血液循环，引起的急性肺栓塞、休克、弥散性血管内凝血、肾衰竭甚至骤然死亡等一系列病理生理变化过程。羊水栓塞以起病急骤、病情凶险、难以预料、病死率高为临床特点，是极其严重的分娩期并发症。

梅金（Megarn）首次描述了 1 例年轻产妇在分娩时突然死亡的典型症状，直到斯坦纳（Steiner）和卢施堡（Luschbaugh）等在患者血液循环中找到羊水有形成分，才命名此病为羊水栓塞。近年的研究认为羊水栓塞与一般的栓塞性疾病不同，而与过敏性疾病更相似，故建议将羊水栓塞更名为妊娠过敏样综合征。

羊水栓塞的发病率国外为2.0/10万，我国为2.18/10万～5.00/10万。足月妊娠时发生的羊水栓塞，孕产妇病死率为70%～80%，占我国孕产妇死亡总数的4.6%。羊水栓塞的临床表现主要是迅速出现、发展极快的心肺功能衰竭及肺水肿，继之以因凝血功能障碍而发生大出血及急性肾衰竭。以上表现常是依次出现的，而急性心肺功能衰竭的出现十分迅速而严重，半数以上的患者在发病1小时内死亡，以致抢救常不能奏效。症状出现迅速者，甚至距离死亡的时间仅数分钟之隔，所以仅40%的患者能活至大出血阶段。但也有少数患者(10%)在阴道分娩或剖宫产后1小时内，不经心肺功能衰竭及肺水肿阶段直接进入凝血功能障碍所致的大量阴道出血或伤口渗血阶段，这种情况称为迟发性羊水栓塞(delayed AFE)。至于中期妊娠引产时亦可出现羊水栓塞，因妊娠期早，羊水内容物很少，因此症状轻，治疗的预后好。

一、病因

羊水栓塞的病因与羊水进入母体循环有关是研究者们的共识，但是对致病机制的看法则有不同，晚期妊娠时，羊水中水分占98%，其他为无机盐、糖类及蛋白质，如清蛋白、免疫球蛋白A及免疫球蛋白G等，此外尚有脂质如脂肪酸，以及胆红素、尿素、肌酐、各种激素和酶。如果已进入产程，羊水中还含有在产程中产生的大量的各种前列腺素，但重要的是还有胎脂块，自胎儿皮肤脱落下的鳞形细胞、毳毛及胎粪，在胎粪中含有大量的组胺、玻璃酸质酶。很多研究者认为这一类有形物质进入血流是在AFE中引起肺血管机械性阻塞的主要原因。而产程中产生的前列腺素类物质进入人体血流，由于其缩血管作用，加强了羊水栓塞病理生理变化的进程。值得注意的是羊水中物质进入母体的致敏问题也成为人们关注的焦点，人们早就提出AFE的重要原因之一就是羊水所致的过敏性休克。一些研究者发现在子宫的静脉内出现鳞形细胞，但患者无羊水栓塞的临床症状。另外，又有一些患者有典型的羊水栓塞的急性心肺功能衰竭及肺水肿症状，而尸检时并未找到羊水中所含的胎儿物质。克拉克(Clark)等在46例AFE病例中发现有40%患者有药物过敏史，基于以上理由，Clark认为过敏可能也是导致发病的主要原因，他甚至建议用妊娠过敏样综合征，以取代羊水栓塞这个名称。

Clark认为羊水栓塞的表现与过敏及中毒性休克(内毒素性)相似，这些进入循环的物质，通过内源性介质，诸如组胺、缓激肽、细胞活素、前列腺素、白三烯、血栓烷等导致临床症状的产生。不过，败血症患者有高热，AFE 则无此表现。过敏性反应中经常出现的皮肤表现、上呼吸道血管神经性水肿等表现，AFE 患者亦不见此表现。而且过敏性反应应先有致敏的过程，AFE 患者则同样地可以发生在初产妇。所以也有人对此提出质疑。重要的是近几年中，有很多研究者着重研究了内源性介质在 AFE 发病过程中所起的作用。如阿格格米(Agegami)等对兔注射含有白三烯的羊水，兔经常以死亡为结局；若对兔先以白三烯的抑制剂预处理，则兔可免于死亡。基茨米勒(Kitzmiller)等则认为 PGF_2 在 AFE 中起了重要作用，PGF_2 只在临产后的羊水中可以测到，对注射 PGF 和妇女在产程中取得的羊水可以出现 AFE 的表现。马拉德尼(Maradny)等则认为在 AFE 复杂的病理生理过程中，血管内皮素使血流动力学受到一定影响，血管内皮素是人的冠状动脉和肺动脉及人类支气管强有力的收缩剂，对兔子培养中人上皮细胞给予人羊水处理后，血管上皮素水平升高，特别是在注射含有胎粪的羊水后升高更为明显，而注射生理盐水则无此表现。

孔(Khong)等提出血管内皮素-1(endothelin-1)可能在 AFE 的发病上起一定作用，血管内皮素-1是一种强而有力的血管及支气管收缩物质。他们用免疫组织化学染色法证实在两例 AFE 死亡病例的肺小叶上皮、支气管上皮及小叶中巨噬细胞均有表达，其染色较浅，而在羊水中鳞形细胞有广泛表达。因此，血管上皮素可能在 AFE 的早期引起短暂的肺动脉高压的血流动力学变化。所以 AFE 的病因十分复杂，目前尚难以一种学说来解释其所有变化，故研究尚需不断深入。

(一)羊水进入母体的途径

进入母体循环的羊水量至今无法精确计算，但羊水进入母体的途径有以下几种。

1.宫颈内静脉

在产程中，宫颈扩张使宫颈内静脉有可能撕裂，或在手术扩张宫颈、剥离胎膜时、安置内监护器引起宫颈内静脉损伤，静脉壁的破裂、开放，是羊水进入母体的一个重要途径。

2.胎盘附着处或其附近

胎盘附着处有丰富的静脉窦，如胎盘附着处附近胎膜破裂，羊水则有可能通过此裂隙进入子宫静脉。

3.胎膜周围血管

如胎膜已破裂，胎膜下蜕膜血窦开放，强烈的宫缩亦有可能将羊水挤入血窦而进入母体循环。另外，剖宫产子宫切口也日益成为羊水进入母体的重要途径之一。Clark 所报告的 46 例羊水栓塞中，8 例在剖宫产刚结束时发生。吉伯(Gilbert)报告的 53 例羊水栓塞中，32 例(60%)有剖宫产史。

(二)羊水进入母体循环的条件

一般情况下，羊水很难进入母体循环。但若存在以下条件，羊水则有可能直接进入母体循环。

1.羊膜腔压力升高

多胎、巨大儿、羊水过多使宫腔压力过高；临产后，特别是第二产程子宫收缩过强；胎儿娩出过程中强力按压腹部及子宫等，使羊膜腔压力明显超过静脉压，羊水有可能被挤入破损的微血管而进入母体血液循环。

2.子宫血窦开放

分娩过程中各种原因引起的宫颈裂伤可使羊水通过损伤的血管进入母体血液循环。前置胎盘、胎盘早剥、胎盘边缘血窦破裂时，羊水也可通过破损血管或胎盘后血窦进入母体血液循环。剖宫产或中期妊娠钳刮术时，羊水也可从胎盘附着处血窦进入母体血液循环，发生羊水栓塞。

3.胎膜破裂后

大部分羊水栓塞发生在胎膜破裂以后，羊水可从子宫蜕膜或宫颈管破损的小血管进入母体血液循环中。剖宫产或羊膜腔穿刺时，羊水可从手术切口或穿刺处进入母体血液循环。

可见，羊膜腔压力升高、过强宫缩和血窦开放是发生羊水栓塞的主要原因。高龄产妇、经产妇、急产、羊水过多、多胎妊娠、过期妊娠、巨大儿、死胎、胎膜早破、人工破膜或剥膜、前置胎盘、胎盘早剥、子宫破裂、不正规使用缩宫素或前列腺素制剂引产、剖宫产、中期妊娠钳刮术等则是羊水栓塞的诱发因素。

二、病理生理

羊水进入母体循环后，通过多种机制引起机体的变态反应、肺动脉高压和凝血功能异常等一系列病理生理变化。

(一)过敏性休克

羊水中的抗原成分可引起Ⅰ型变态反应。在此反应中肥大细胞脱颗粒、异常的花生四烯酸代谢产物产生，包括白三烯、前列腺素、血栓素等进入母体血液循环，导致过敏性休克，同时使支气管黏膜分泌亢进，导致肺的交换功能下降，反射性地引起肺血管痉挛。

（二）肺动脉高压

羊水中有形物质可直接形成栓子阻塞肺内小动脉，还可作为促凝物质促使毛细血管内血液凝固，形成纤维蛋白及血小板微血栓机械性阻塞肺血管，引起急性肺动脉高压。同时有形物质尚可刺激肺组织产生和释放 $PGF_{2\alpha}$、5-羟色胺、白三烯等血管活性物质，使肺血管反射性痉挛，加重肺动脉高压。羊水物质也可反射性引起迷走神经兴奋，进一步加重肺血管和支气管痉挛，导致肺动脉高压或心脏骤停。肺动脉高压又使肺血管灌注明显减少，通气和换气障碍，肺组织严重缺氧，肺毛细血管通透性增加，液体渗出，导致肺水肿、严重低氧血症和急性呼吸衰竭。肺动脉高压直接使右心负荷加重，导致急性右心衰竭。肺动脉高压又使左心房回心血量减少，则左心排血量明显减少，引起周围血液循环衰竭，使血压下降产生一系列心源性休克症状，产妇可因重要脏器缺血而突然死亡。

（三）弥散性血管内凝血（DIC）

羊水中含有丰富的促凝物质，进入母血后激活外源性凝血系统，在血管内形成大量微血栓（高凝期），引起休克和脏器功能损害。同时羊水中含有纤溶激活酶，可激活纤溶系统，加上大量凝血因子被消耗，血液由高凝状态迅速转入消耗性低凝状态（低凝期），导致血液不凝及全身出血。

（四）多脏器功能衰竭

由于休克、急性呼吸循环衰竭和 DIC 等病理生理变化，常导致多脏器受累。以急性肾脏功能衰竭、急性肝衰竭和急性胃肠功能衰竭等多脏器衰竭常见。

三、临床表现

羊水栓塞发病特点是起病急骤、来势凶险。90％发生在分娩过程中，尤其是胎儿娩出前后的短时间内。少数发生于临产前或产后 24 小时以后。剖宫产术或妊娠中期手术过程中也可发病。在极短时间内可因心肺功能衰竭、休克导致死亡。典型的临床表现可分为三个渐进阶段。

（一）心肺功能衰竭和休克

因肺动脉高压引起心力衰竭和急性呼吸循环衰竭，而变态反应可引起过敏性休克。在分娩过程中，尤其是刚破膜不久，产妇突然发生寒颤、烦躁不安、呛咳气急等症状，随后出现发绀、呼吸困难、心率加快、面色苍白、四肢厥冷、血压下降。由于中枢神经系统严重缺氧，可出现抽搐和昏迷。肺部听诊可闻及湿啰音，若有肺水肿，产妇可咯血性泡沫痰。严重者发病急骤，甚至没有先兆症状，仅惊叫一声或打一次哈欠后，血压迅速下降，于数分钟内死亡。

（二）DIC引起的出血

产妇渡过心肺功能衰竭和休克阶段，则进入凝血功能障碍阶段，表现为大量阴道流血、血液不凝固，切口及针眼大量渗血，全身皮肤黏膜出血，血尿甚至出现消化道大出血。产妇可因出血性休克死亡。

（三）急性肾衰竭

由于全身循环衰竭，肾脏血流量减少，出现肾脏微血管栓塞，肾脏缺血引起肾组织损害，表现为少尿、无尿和尿毒症征象。一旦肾实质受损，可致肾衰竭。

典型临床表现的三个阶段可能按顺序出现，但有时亦可不全部出现或按顺序出现，非典型者可仅有休克和凝血功能障碍。中孕引产或钳刮术中发生的羊水栓塞，可仅表现为一过性呼吸急促、烦躁、胸闷后出现阴道大量流血。有些产妇因病情较轻或处理及时可不出现明显的临床表现。

四、诊断

羊水栓塞的诊断缺乏有效、实用的实验室检查，主要依靠的是临床诊断。而临床上诊断羊水栓塞主要根据发病诱因和临床表现，做出初步诊断并立即进行抢救，同时进行必要的辅助检查，目前通过辅助检查确诊羊水栓塞仍较困难。在围产期出现严重的呼吸、循环、血液系统障碍的病因有很多，如肺动脉血栓性栓塞、感染性休克、子痫等。所以对非典型病例，首先应排除其他原因，即可诊断为羊水栓塞。

需要与羊水栓塞进行鉴别诊断的产科并发症与合并症有空气栓子、过敏性反应、麻醉并发症、吸入性气胸、产后出血、恶性高热、败血症、血栓栓塞、宫缩乏力、子宫破裂及子痫。

（一）病史及临床表现

凡在病史中存在羊水栓塞各种诱发因素及条件，如胎膜早破、人工破膜或剥膜、子宫收缩过强、高龄初产，在胎膜破裂后、胎儿娩出后或手术中产妇突然出现寒战、烦躁不安、气急、尖叫、呛咳、呼吸困难、大出血、凝血障碍、循环衰竭及不明原因休克，休克与出血量不成比例，首先应考虑为羊水栓塞。初步诊断后应立即进行抢救，同时进行必要的辅助检查来确诊。

(二)辅助检查

1.血涂片寻找羊水有形物质

抽取下腔静脉或右心房的血 5 mL,离心沉淀后取上层物做涂片,用瑞氏-吉姆萨(Wright-Giemsa)染色,镜检发现鳞状上皮细胞、毳毛、黏液,或行苏丹Ⅲ染色寻找脂肪颗粒,可协助诊断。过去认为这是确诊羊水栓塞的标准,但近年认为,这一方法既不敏感也非特异,在正常孕妇的血液中也可发现羊水有形物质。

2.宫颈组织学检查

当患者行全子宫切除,或死亡后进行尸体解剖时,可以对宫颈组织进行组织学检查,寻找羊水成分的证据。

3.非侵入性检查方法

(1)Sialyl Tn 抗原检测:胎粪及羊水中含有神经氨酸-N-乙酰氨基半乳糖(Sialyl Tn)抗原,羊水栓塞时母血中 Sialyl Tn 抗原浓度明显升高。应用放射免疫竞争法检测母血 Sialyl Tn 抗原水平,是一种敏感和无创伤性的诊断羊水栓塞的手段。

(2)测定母亲血浆中羊水-胎粪特异性的粪卟啉锌水平、纤维蛋白溶酶及 C_3、C_4 水平也可以帮助诊断羊水栓塞。

4.胸部 X 线检查

90%患者可出现胸片异常。双肺出现弥散性点片状浸润影,并向肺门周围融合,伴有轻度肺不张和右心扩大。

5.心电图检查

心电图可见 ST 段下降,提示心肌缺氧。

6.超声心动图检查

超声心动图可见右心房、右心室扩大、心排血量减少及心肌劳损等表现。

7.肺动脉造影术

肺动脉造影术是诊断肺动脉栓塞最可靠的方法,可以确定栓塞的部位和范围,但临床较少应用。

8.与 DIC 有关的实验室检查

可进行DIC 筛选试验(包括血小板计数、凝血酶原时间、纤维蛋白原)和纤维蛋白溶解试验(包括纤维蛋白降解产物、优球蛋白溶解时间、鱼精蛋白副凝试验)。

9.尸检

(1)肺水肿、肺泡出血,主要脏器如肺、心、胃、脑等组织及血管中找到羊水有形物质。

(2)心脏内血液不凝固,离心后镜检找到羊水有形物质。

(3)子宫或阔韧带血管内可见羊水有形物质。

(三)美国羊水栓塞的诊断标准

(1)出现急性低血压或心脏骤停。

(2)急性缺氧,表现为呼吸困难、发绀或呼吸停止。

(3)凝血功能障碍或无法解释的严重出血。

(4)上述症状发生在子宫颈扩张、分娩、剖宫产时或产后30分钟内。

(5)排除了其他原因导致的上述症状。

五、处理

羊水栓塞一旦确诊,应立即抢救产妇。主要原则为纠正呼吸循环衰竭、抗过敏、抗休克、防治DIC及肾衰竭、预防感染。病情稳定后立即终止妊娠。

(一)纠正呼吸循环衰竭

1.纠正缺氧

出现呼吸困难、发绀者,立即面罩给氧,流速为5～10 L/min。必要时行气管插管,机械通气,正压给氧,如症状严重,应行气管切开。保证氧气的有效供给,是改善肺泡毛细血管缺氧、预防肺水肿的关键。同时也可改善心、脑、肾等重要脏器的缺氧。

2.解除肺动脉高压

立即应用解痉药,减轻肺血管和支气管痉挛,缓解肺动脉高压及缺氧。常用药物有以下几种。

(1)盐酸罂粟碱:是解除肺动脉高压的首选药物,可直接作用于血管平滑肌,解除平滑肌痉挛,对冠状动脉、肺动脉、脑血管均有扩张作用。首次剂量30～90 mg,加入5%葡萄糖液20 mL中缓慢静脉注射,每天剂量不超过300 mg。罂粟碱与阿托品合用,扩张肺小动脉效果更好。

(2)阿托品:可阻断迷走神经反射引起的肺血管痉挛及支气管痉挛,促进气体交换,解除迷走神经对心脏的抑制,使心率加快,增加回心血量,改善微循环,兴奋呼吸中枢。每隔10～20分钟静脉注射1 mg,直至患者面色潮红,微循环改善。心率在120次/分钟以上者慎用。

(3)氨茶碱:可解除肺血管痉挛,松弛支气管平滑肌,降低静脉压与右心负荷,兴奋心肌,增加心排血量。250 mg加入5%葡萄糖液20 mL缓慢静脉注射,必要时可重复使用。

(4)酚妥拉明:可解除肺血管痉挛,降低肺动脉阻力,消除肺动脉高压。5～10 mg 加入 5%葡萄糖液 250～500 mL 中,以 0.3 mg/min 的速度静脉滴注。

3.防治心力衰竭

为保护心肌和预防心力衰竭,尤其对心率超过 120 次/分钟者,除用冠状动脉扩张剂外,应及早使用强心剂。常用毛花苷 C 0.2～0.4 mg,加入 25%葡萄糖液 20 mL 中缓慢静脉注射。必要时4～6 小时后可重复应用。还可用营养心肌细胞药物如辅酶 A、三磷酸腺苷(ATP)和细胞色素 C等。

(二)抗过敏

应用糖皮质激素可解除痉挛,稳定溶酶体,具有保护细胞及抗过敏作用,应及早大量使用。首选氢化可的松 100～200 mg 加入 5%葡萄糖液 50～100 mL 中快速静脉滴注,再用 300～800 mg加入 5%葡萄糖液 250～500 mL 中静脉滴注;也可用地塞米松 20 mg 缓慢静脉注射后,再用 20 mg 加于 5%葡萄糖液 250 mL 中静脉滴注,根据病情可重复使用。

(三)抗休克

1.补充血容量

在抢救过程中,应尽快输入新鲜全血和血浆以补充血容量。与一般产后出血不同的是,羊水栓塞引起的产后出血往往会伴有大量的凝血因子的消耗,因此在补充血容量时注意不要补充过量的晶体,要以补充血液,特别是凝血因子和纤维蛋白原为主。扩容首选右旋糖酐-40 500 mL 静脉滴注(每天量不超过 1 000 mL)。应做中心静脉压(CVP)测定,了解心脏负荷状况,指导输液量及速度,并可抽取血液寻找羊水有形成分。

2.升压药

多巴胺 10～20 mg 加于 5%葡萄糖液 250 mL 中静脉滴注。间羟胺 20～80 mg 加于 5%葡萄糖液 250～500 mL 中静脉滴注,滴速为 20～30 滴/分。根据血压情况调整滴速。

3.纠正酸中毒

在抢救过程中,应及时做动脉血气分析及血清电解质测定。若有酸中毒可用 5%碳酸氢钠 250 mL 静脉滴注,若有电解质紊乱,应及时纠正。

(四)防治 DIC

1.肝素

在已经发生 DIC 的羊水栓塞的患者使用肝素要非常慎重,一般原则是"尽早使用，小剂量使用"或者是"不用"。所以临床上如果使用肝素治疗羊水栓塞，必须符合以下两个条件：①导致羊水栓塞的风险因素依然存在(子宫和宫颈未被切除，子宫压力继续存在)，会导致羊水持续不断地进入母亲的血液循环，不使用肝素会使凝血因子的消耗继续加重；②有使用肝素的丰富经验，并且能及时监测凝血功能的状态。

用于羊水栓塞早期高凝状态时的治疗，尤其在发病后10分钟内使用效果更佳。肝素25～50 mg(1 mg＝125 U)加于0.9%氯化钠溶液100 mL中，静脉滴注1小时，以后再以25～50 mg肝素加于5%葡萄糖液200 mL中静脉缓滴，用药过程中可用试管法测定凝血时间，使凝血时间维持在20～25分钟。24小时肝素总量应控制在100 mg(12 500 U)以内为宜。肝素过量(凝血时间超过30分钟)，有出血倾向时，可用鱼精蛋白对抗，1 mg鱼精蛋白对抗肝素100 U。

2.抗纤溶药物

羊水栓塞由高凝状态向纤溶亢进发展时，可在肝素化的基础上使用抗纤溶药物，如6-氨基己酸4～6 g加于5%葡萄糖液100 mL中，15～30分钟内滴完，维持量每小时1 g；氨甲环酸每次0.5～1.0 g，加于5%葡萄糖液100 mL静脉滴注；氨甲苯酸0.1～0.3 g加于5%葡萄糖液20 mL稀释后缓慢静脉注射。

3.补充凝血因子

应及时补充凝血因子，如输新鲜全血、血浆、纤维蛋白原(2～4 g)等。

(五)预防肾衰竭

羊水栓塞的第三阶段为肾衰竭期，在抢救过程中应注意尿量。当血容量补足后仍少尿，应及时应用利尿剂：①呋塞米20～40 mg静脉注射；②20%甘露醇250 mL静脉滴注，30分钟滴完。如用药后尿量仍不增加，表示肾功能不全或衰竭，按肾衰竭处理，尽早给予血液透析。

(六)预防感染

应用大剂量广谱抗生素预防感染。应注意选择对肾脏毒性小的药物，如青霉素、头孢菌素等。

(七)产科处理

(1)分娩前出现羊水栓塞，应先抢救母亲，积极治疗急性心力衰竭、肺功能衰竭、监护胎心率变化，病情稳定以后再考虑分娩情况。

(2)在第一产程出现羊水栓塞，考虑剖宫产终止妊娠，若患者系初产，新生儿为活产，术时出血不多，则可暂时保留子宫，宫腔填塞纱布以防产后出血。如宫缩不良,行子宫切除,因为理论上子宫的血窦及静脉内仍可能有大量羊水及其有形成分。在行子宫切除时不主张保留宫颈,因为保留宫颈有时会导致少量羊水继续从宫颈血管进入母体循环,羊水栓塞的病情无法得到有效的缓解。

(3)在第二产程出现羊水栓塞,可考虑阴道分娩。分娩以后,如有多量的出血,虽经积极处理后效果欠佳,应及时切除子宫。

(4)分娩以后宫缩剂的应用:有争论,有人认为会促进更多的羊水成分进入血液循环,但多数人主张使用宫缩剂。

六、预防

严格来说羊水栓塞是不能完全预防的疾病。首先应针对可能发生羊水栓塞的诱发因素加以防范,提高警惕,早期识别羊水栓塞的前驱症状,早期诊断羊水栓塞,以免延误抢救时机。同时应注意下列问题。

(1)减少产程中的人为干预如人工破膜、静脉滴注缩宫素等。

(2)掌握人工破膜的时机,破膜应避开宫缩最强的时间。人工破膜时不要剥膜,以免羊水被挤入母体血液循环。

(3)严密观察产程,正确使用宫缩剂。应用宫缩剂引产或加强宫缩时,应有专人观察,随时调整宫缩剂的剂量及用药速度,避免宫缩过强。宫缩过强时适当应用宫缩抑制剂。

(4)严格掌握剖宫产指征,正确掌握剖宫产的手术技巧。手术操作应轻柔,防止切口延长。胎儿娩出前尽量先吸净羊水,以免羊水进入子宫切口开放的血窦内。

(5)中期妊娠流产钳刮术时,扩张宫颈时应逐号扩张,避免粗暴操作。行钳刮术时应先破膜,待羊水流尽后再钳夹出胎儿和胎盘组织。

(6)羊膜腔穿刺术时,应选用细针头(22 号腰穿针头)。最好在超声引导下穿刺,以免刺破胎盘,形成开放血窦。

第四节 产后出血

产后出血是指胎儿娩出后 24 小时内阴道流血量超过 500 mL。产后出血是分娩期严重的并发症,是产妇四大死亡原因之首。产后出血的发病数占分娩总数的 2%～3%，如果先前有产后出血的病史，再发风险增加 2～3 倍。

每年全世界孕产妇死亡 51.5 万，99%在发展中国家；因产后出血致死者 13 万，2/3 没有明确的危险因素。产后出血是全球孕产妇死亡的主要原因，更是导致我国孕产妇死亡的首位原因，占死亡原因的 54%。

我国产后出血防治组的调查显示，阴道分娩和剖宫产后 24 小时内平均出血量分别为400 mL和 600 mL。当前国外许多研究者建议，剖宫产后的失血量超过 1 000 mL 才定义为产后出血。但在临床上如何测量或估计出血量存在困难，有产科研究者提出临床上估计出血量只是实际出血量的 1/2 或 1/3。因此康布斯(Combs)等主张以测定分娩前后血细胞比容来评估产后出血量，若产后血细胞比容减少 10%以上，或出血后需输血治疗者，定为产后出血。但在急性出血的 1 小时内血液常呈浓缩状态，血常规不能反映真实出血情况。

产后出血可导致失血性休克、产褥感染、肾衰竭及继发垂体前叶功能减退等，直接危及产妇生命。

一、病理机制

胎盘剥离面的止血是子宫肌纤维的结构特点和血液凝固机制共同决定的。子宫平滑肌分三层，内环、外纵、中层多方交织，子宫收缩可关闭血管及血窦。妊娠期血液处于高凝状态。子宫收缩的动因来自内源性缩宫素和前列腺素的释放。细胞内游离钙离子是肌肉兴奋-收缩耦联的活化剂，缩宫素可以释放和促进钙离子向肌细胞内流动，而前列腺素是钙离子载体，与钙离子形成复合体，将钙离子携带入细胞内。进入肌细胞内的钙离子与肌动蛋白、肌浆蛋白的结合引起子宫收缩与缩复，对宫壁上的血管起压迫止血的作用。同时由于肌肉缩复使血管迂回曲折，血流阻滞，有利于血栓形成，血窦关闭。但是子宫肌纤维收缩后还会放松，因而受压迫的血管可以再度暴露开放并继续出血，因而根本的止血机制是血液凝固。在内源性前列腺素作用下血小板大量聚集，聚集的血小板释放血管活性物质，加强血管收缩，同时亦加强引起黏性变形形成血栓，导致凝血因子的大量释放，进一步发生凝血反应，形成的凝血块可以有效地堵塞胎盘剥离面暴露的血管达到自然止血的目的。因此，凡是影响子宫肌纤维强烈收缩，干扰肌纤维之间血管压迫闭塞和导致凝血功能障碍的因素，均可引起产后出血。

二、病因

产后出血的原因依次为子宫收缩乏力、胎盘因素、软产道裂伤及凝血功能障碍。这些因素可互为因果，相互影响。

(一)子宫收缩乏力

子宫收缩乏力是产后出血最常见的原因。胎儿娩出后,子宫肌收缩和缩复对肌束间的血管能起到有效的压迫作用。影响子宫肌收缩和缩复功能的因素,均可引起子宫收缩乏力性产后出血。常见因素如下。

1.全身因素

产妇精神极度紧张,对分娩过度恐惧,尤其对阴道分娩缺乏足够信心;临产后过多使用镇静剂、麻醉剂或子宫收缩抑制剂;合并慢性全身性疾病;体质虚弱等均可引起子宫收缩乏力。

2.产科因素

产程延长、产妇体力消耗过多,或产程过快,可引起子宫收缩乏力。前置胎盘、胎盘早剥、妊娠期高血压疾病、严重贫血、宫腔感染等产科并发症及合并症可使子宫肌层水肿或渗血,引起子宫收缩乏力。

3.子宫因素

子宫肌纤维发育不良,如子宫畸形或子宫肌瘤;子宫纤维过度伸展,如巨大胎儿、多胎妊娠、羊水过多;子宫肌壁受损,如有剖宫产、肌瘤剔除、子宫穿孔等子宫手术史;产次过多、过频可造成子宫肌纤维受损,均可引起子宫收缩乏力。

(二)胎盘因素

根据胎盘剥离情况,胎盘因素所致产后出血类型如下。

1.胎盘滞留

胎儿娩出后,胎盘应在 15 分钟内排出体外。若 30 分钟仍不排出,影响胎盘剥离面血窦的关闭,导致产后出血。常见的情况:①胎盘剥离后,由于宫缩乏力、膀胱膨胀等因素,使胎盘滞留在宫腔内,影响子宫收缩。②胎盘剥离不全:多因在第三产程胎盘完全剥离前过早牵拉脐带或按压子宫,已剥离的部分血窦开放出血不止。③胎盘嵌顿:胎儿娩出后子宫发生局限性环形缩窄及增厚,将已剥离的胎盘嵌顿于宫腔内,多为隐性出血。

2.胎盘粘连

胎盘粘连指胎盘全部或部分粘连于宫壁不能自行剥离,多次人工流产、子宫内膜炎或蜕膜发育不良等是常见原因。若完全粘连,一般不出血;若部分粘连,则部分胎盘剥离面血窦开放而胎盘滞留影响宫缩造成产后出血。

3.胎盘植入

胎盘植入指胎盘绒毛植入子宫肌层。部分胎盘绒毛植入使血窦开放,出血不易止住。

4.胎盘胎膜残留

胎盘胎膜残留多为部分胎盘小叶或副胎盘残留在宫腔内，有时部分胎膜留在宫腔内也可影响子宫收缩，导致产后出血。

(三)软产道裂伤

分娩过程中软产道裂伤，常与下述因素有关：①外阴组织弹性差；②急产、产力过强、巨大儿；③阴道手术助产操作不规范；④会阴切开缝合时，止血不彻底，宫颈或阴道穹隆的裂伤未能及时发现。

胎儿娩出后，立即出现阴道持续流血，呈鲜红色，检查发现子宫收缩良好，应考虑软产道损伤，需仔细检查软产道。

(四)凝血功能障碍

凝血功能障碍见于：①与产科有关的并发症所致，如羊水栓塞、妊娠期高血压疾病、胎盘早剥及死胎均可并发 DIC；②产妇合并血液系统疾病，如原发性血小板减少、再生障碍性贫血等。由于凝血功能障碍，可造成产后切口及子宫血窦难以控制的流血不止，特征为血液不凝。

三、临床表现

产后出血主要表现为阴道流血或伴有失血过多引起的并发症如休克、贫血等。

(一)阴道流血

不同原因的产后出血临床表现不同。胎儿娩出后立即出现阴道流血，色鲜红，应先考虑软产道裂伤；胎儿娩出几分钟后开始流血，色较暗，应考虑为胎盘因素；胎盘娩出后出现流血，其主要原因为子宫收缩乏力或胎盘、胎膜残留。若阴道流血呈持续性，且血液不凝，应考虑凝血功能障碍引起的产后出血。如果子宫动脉阴道支断裂可形成阴道血肿，产后阴道流血虽不多，但产妇有严重失血的症状和体征，尤其产妇诉说会阴部疼痛时，应考虑为隐匿性软产道损伤。

(二)休克症状

如果阴道流血量多或量虽少但时间长，产妇可出现休克症状，如头晕、脸色苍白、脉搏细数、血压下降等。

四、诊断

产后出血容易诊断，但临床上目测阴道流血量的估计往往偏少。较客观检测出血量的方法如下。

(一)称重法

事先称重产包、手术包、敷料包和卫生巾等，产后再称重，前后重量相减所得的结果，换算为失血量毫升数(血液比重为 1.05 g/mL)。

(二)容积法

在处理产后出血时，应收集产后出血(可用弯盘或专用的产后接血容器)，然后用量杯测量出血量。

(三)面积法

将血液浸湿的面积按 10 cm×10 cm 为 10 mL 计算。

(四)休克指数(shock index，SI)

SI 用于未做失血量收集或外院转诊产妇的失血量估计，为粗略计算。休克指数(SI)＝脉率/收缩压。

SI 为 0.5，血容量正常；SI 为 1.0，失血量 10%～30%(500～1 500 mL)；SI 为 1.5，失血量 30%～50%(1 500～2 500 mL)；SI 为 2.0，失血量 50%～70%(2 500～3 500 mL)。

五、治疗

根据阴道流血的时间、数量和胎儿、胎盘娩出的关系，可初步判断造成产后出血的原因，根据病因选择适当的治疗方法。有时产后出血几个原因可互为因果关系。

(一)子宫收缩乏力

胎盘娩出后，子宫缩小至脐平或脐下一横指；子宫呈圆球状，质硬；血窦关闭，出血停止。若子宫收缩乏力，宫底升高，子宫质软呈水袋状。子宫收缩乏力有原发性和继发性，有直接原因和间接原因，对于间接原因造成的子宫收缩乏力，应及时去除原因。按摩子宫或用缩宫剂后，子宫变硬，阴道流血量减少，是子宫收缩乏力与其他原因出血的重要鉴别方法。

(二)胎盘因素

胎盘在胎儿娩出后 10 分钟内未娩出，并有大量阴道流血，应考虑胎盘因素，如胎盘部分剥离、胎盘粘连、胎盘嵌顿等。胎盘残留是产后出血的常见原因，故胎盘娩出后应仔细检查胎盘、胎膜是否完整。尤其应注意胎盘胎儿面有无断裂血管，警惕副胎盘残留的可能。

（三）软产道损伤

胎儿娩出后，立即出现阴道持续流血，应考虑软产道损伤，仔细检查软产道。

1.宫颈裂伤

产后应仔细检查宫颈，胎盘娩出后，用两把卵圆钳钳夹宫颈并向下牵拉，从宫颈12点处起顺时针检查一周。初产妇宫颈两侧（3、9点处）较易出现裂伤。如裂口不超过1 cm，通常无明显活动性出血。有时破裂深至穹隆伤及动脉分支，可有活动性出血，隐性或显性。有时宫颈裂口可向上延伸至宫体，向两侧延至阴道穹隆及阴道旁组织。

2.阴道裂伤

检查者用中指、食指压迫会阴切口两侧，仔细查看会阴切口顶端及两侧有无损伤及损伤程度和有无活动性出血。阴道下段前壁裂伤时出血活跃。

3.会阴裂伤

会阴裂伤按损伤程度分为三度。Ⅰ度指会阴部皮肤及阴道入口黏膜撕裂，未达肌层，一般出血不多；Ⅱ度指裂伤已达会阴体肌层、累及阴道后壁黏膜，甚至阴道后壁两侧沟向上撕裂使原解剖结构不易辨认，出血较多；Ⅲ度是指肛门外括约肌已断裂，甚至直肠阴道隔、直肠壁及黏膜的裂伤，裂伤虽较严重，但出血可能不多（图6-1）。

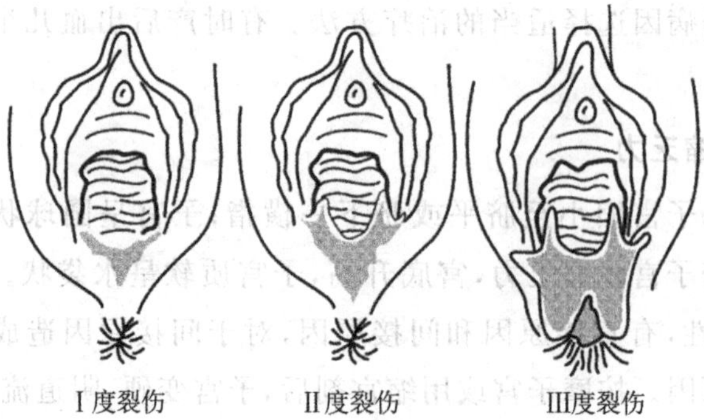

图6-1　会阴裂伤

（四）凝血功能障碍

若产妇有血液系统疾病或由于分娩引起DIC等情况，产妇表现为持续性阴道流血，血液不凝，止血困难，同时可出现全身部位出血灶。实验室诊断标准应同时有下列三项以上异常。

(1)血小板(PLT)进行性下降小于 $100\times10^9/L$,或有 2 项以上血小板活化分子标志物血浆水平升高:①β-甘油三酯(β-TG);②血小板因子 4(PF_4);③血栓烷 B_2(TXB_2);④P_2选择素。

(2)血浆纤维蛋白原(Fg)含量小于 115 g/L 或大于 410 g/L,或呈进行性下降。

(3)3P 试验阳性,或血浆 FDP 大于 20 mg/L 或血浆 D-D 水平较正常增高 4 倍以上(阳性)。

(4)PT 延长或缩短 3 秒以上,部分活化凝血时间(APTT)延长或缩短 10 秒以上。

(5)AT-Ⅲ:A 小于 60%或蛋白 C(PC)活性降低。

(6)血浆纤溶酶原抗原(PLG:Ag)小于 200 mg/L。

(7)因子Ⅷ:C 活性小于 50%。

(8)血浆内皮素-1(ET-1)水平大于 80 ng/L 或凝血酶调节蛋白(TM)较正常增高 2 倍以上。

为了抢救患者生命,DIC 的早期诊断显得尤为重要。如果能在 DIC 前期做出诊断,那么患者的预后会有明显改善。

六、处理

产后出血的处理原则为针对原因,迅速止血,补充血容量纠正休克及防治感染。

(一)子宫收缩乏力

加强宫缩是最迅速有效的止血方法。具体方法如下。

1.去除引起宫缩乏力的原因

若由于全身因素,则改善全身状态;若为膀胱过度充盈应导尿等。

2.按摩子宫

助产者一手在腹部按摩宫底(拇指在前,其余 4 指在后),同时压迫宫底,将宫内积血压出,按摩必须均匀而有节律(图 6-2)。如果无效,可用腹部-阴道双手按摩子宫法,即一手握拳置于阴道前穹隆顶住子宫前壁,另一手在腹部按压子宫后壁使宫体前屈,双手相对紧压子宫并做节律性按摩(图 6-3)。按压时间以子宫恢复正常收缩为止,按摩时采取无菌操作。

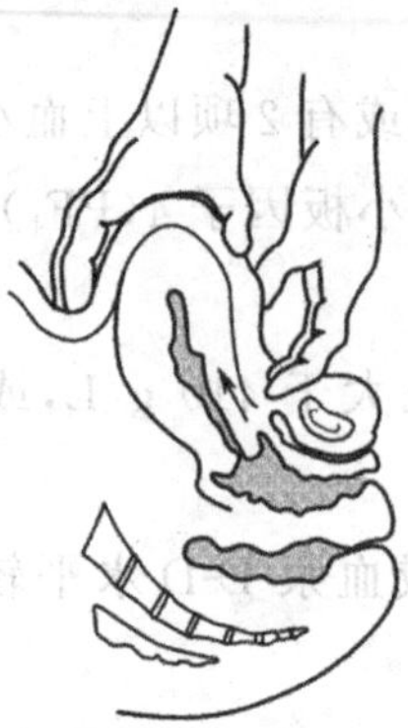

图 6-2　腹部按摩子宫

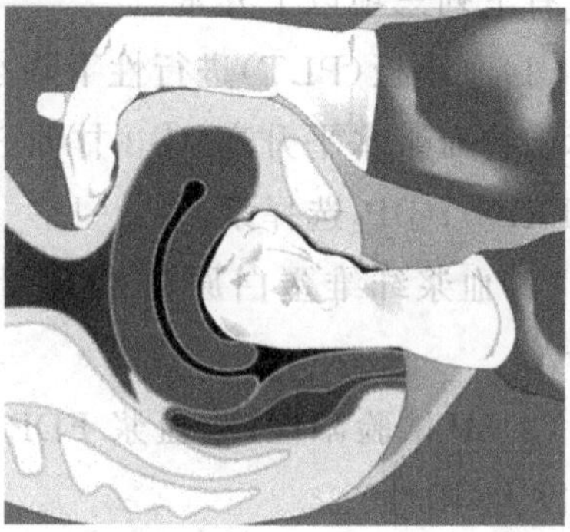

图 6-3　腹部-阴道双手按摩子宫

3.应用宫缩剂

(1)缩宫素:能够选择性的兴奋子宫平滑肌,增加子宫平滑肌的收缩频率及收缩力,有弱的血管加压和抗利尿作用。用药后 3～5 分钟起效,缩宫素半衰期为 10～15 分钟,作用时间0.5 小时。肌内注射或缓慢静脉推注 10～20 U,然后 20 U 加入 0.9%生理盐水或 5%葡萄糖液 500 mL 中静脉滴注。24 小时内用量不超过 40 U。宫体、宫颈注射等局部用药法效果则更佳。大剂量使用应注意尿量。卡贝缩宫素为长效缩宫素,是九肽类似物,100 μg 缓慢静脉推注或肌内注射,与持续静脉滴注缩宫素 16 小时的效果相当。

(2)麦角新碱:直接作用于子宫平滑肌,作用强而持久,稍大剂量可引起子宫强直性收缩,对子宫体和宫颈都有兴奋作用,2～5 分钟起效。

用法:肌内注射(IM)/静脉注射(IV)均可,IV 有较大的不良反应,紧急情况下可以使用。部分患者用药后可发生恶心、呕吐、出冷汗、面色苍白等反应,有妊娠高血压疾病及心脏病者慎用。

(3)米索前列醇:是前列腺素 E_1 的类似物,口服后能转化成有活性的米索前列醇酸,增加子宫平滑肌的节律收缩作用。5 分钟起效,口服 30 分钟达血药浓度高峰;半衰期 1.5 小时,持续时间长,可有效解决产后 2 小时内出血问题,对子宫的收缩作用强于缩宫素。

给药方法:在胎儿娩出后立即给予米索前列醇 600 μg 口服,直肠给药效果更好。

(4)卡前列甲酯栓:对子宫平滑肌有很强的收缩作用。1 mg 直肠给药用于预防产后出血。

(5)卡前列素氨丁三醇注射液,引发子宫肌群收缩,发挥止血功能,疗效好,止血迅速安全,不良反应轻微。难治性产后出血起始剂量为 250 μg 欣母沛无菌溶液(1 mL),深层肌内注射。某些特殊的病例,间隔 15～90 分钟后重复注射,总量不超过 2 000 μg(8 支)。对欣母沛无菌溶液过敏的患者、急性盆腔炎的患者、有活动性心肺肾肝疾病的患者忌用。

不良反应:主要由平滑肌收缩引起,血压升高、呕吐、腹泻、哮喘、瞳孔缩小,眼内压升高、发热、脸部潮红。约 20%的病例有各种不同程度的不良反应,一般为暂时性,不久自行恢复。

(6)垂体后叶素:使小动脉及毛细血管收缩,同时也有兴奋平滑肌并使其收缩的作用。在剖宫产术中胎盘剥离面顽固出血病例,将垂体后叶素 6 U(1 mL)加入生理盐水 19 mL,在出血部位黏膜下多点注射,每点 1 mL,出血一般很快停止;如再有出血可继续注射至出血停止,用此方法 10 分钟之内出血停止者未发现不良反应。

(7)葡萄糖酸钙:钙离子是子宫平滑肌兴奋的必需离子,而且参与人体的凝血过程。静脉推注 10%葡萄糖酸钙 10 mL,可使子宫平滑肌对宫缩剂的效应性增强,胎盘附着面出血减少,降低缩宫素用量。

4.宫腔填塞

宫腔填塞主要有两种方法:填塞纱布或填塞球囊。

(1)剖宫产术中遇到子宫收缩乏力,经按摩子宫和应用宫缩剂加强宫缩效果不佳时、前置胎盘或胎盘粘连导致剥离面出血不止时,填塞宫腔纱条可起到止血效果。但是胎盘娩出后子宫容积比较大,可以容纳较多的纱条,也可以容纳较多的出血,而且纱布填塞不易填紧,且因纱布吸血而发生隐匿性出血。可采用特制的长 2 m,宽 7～8 cm 的 4～6 层无菌脱脂纱布条,一般宫腔填塞需要 2～4 根,每根纱条之间用粗丝线缝合连接。术者左手固定子宫底部,右手或用卵圆钳将纱条沿子宫腔底部自左向右,来回折叠填塞宫腔,留足填塞子宫下段的纱条后(一般需 1 根),将最尾端沿宫颈放入阴道内少许,其后填满子宫下段,然后缝合子宫切口。若为子宫下段出血,也应先填塞宫腔,然后再用足够的纱条填充子宫下段。纱条需为完整的一根或中间打结以便于完整取出,缝合子宫切口时可在中间打结,注意勿将纱条缝入。24～48 小时内取出纱布条,应警惕感染。经阴道宫腔纱条填塞法,因操作困难,常填塞不紧反而影响子宫收缩,一般不采用(图 6-4)。

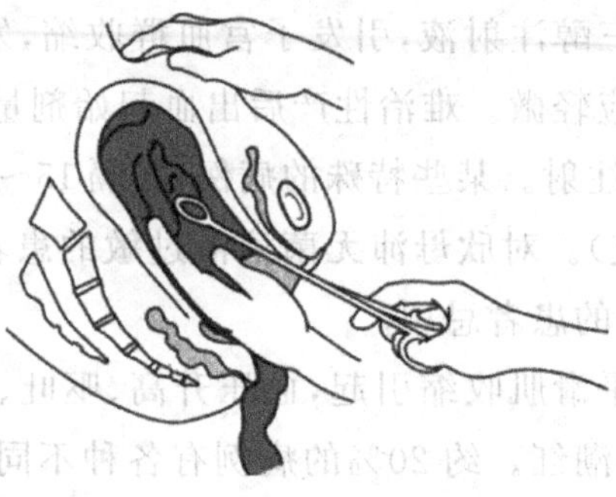

图 6-4　宫腔纱条填塞

(2)可供填塞的球囊有专为宫腔设计的，能更好适应宫腔形态，如巴克里(Bakri)紧急填塞球囊导管；原用于其他部位止血的球囊，但并不十分适合宫腔形态，如森-布管、鲁施(Rusch)泌尿外科静压球囊导管；产房自制的球囊，如手套或避孕套。经阴道放置球囊前，先置导尿管以监测尿量。用超声或阴道检查大致估计宫腔的容量，确定宫腔内无胎盘胎膜残留、动脉出血或裂伤。在超声引导下将导管的球囊部分插入宫腔，球囊内应注入无菌生理盐水，而不能用空气或二氧化碳，也不能过度充盈球囊。

所有宫腔填塞止血的患者应严密观察生命体征和液体出入量，观测宫底高度和阴道出血情况，必要时行超声检查排除有无宫腔隐匿性出血。缩宫素维持12～24 小时，促进子宫收缩；预防性应用广谱抗生素。8～48 小时取出宫腔填塞物，抽出前做好输血准备，先用缩宫素、麦角新碱或前列腺素等宫缩剂。慢慢放出球囊内液体后再取出球囊，或缓慢取出纱布条，避免再次出血的危险。

5.盆腔动脉结扎

经上述处理无效，出血不止，为抢救产妇生命可结扎盆腔动脉。妊娠子宫体的血液 90%由子宫动脉上行支供给，故结扎子宫动脉上行支后，可使子宫局部动脉压降低，血流量减少，子宫肌壁暂时缺血，子宫迅速收缩而达到止血目的。子宫体支、宫颈支与阴道动脉、卵巢动脉的各小分支、左右均有吻合，故结扎子宫动脉上行支或子宫动脉总支，子宫卵巢动脉吻合支、侧支循环会很快建立，子宫组织不会发生坏死；并且采用可吸收缝合线结扎，日后缝线吸收、脱落，结扎血管仍可再通，不影响以后的月经功能及妊娠分娩。具体术式如下。

(1)子宫动脉上行支结扎术：主要适用于剖宫产胎盘娩出后子宫收缩乏力性出血，经宫缩药物及按摩子宫无效者，胎盘早剥致子宫卒中发生产后出血者，剖宫产胎儿娩出致切口撕伤，局部止血困难者。方法为一般在子宫下段进行缝扎，结扎为子宫动静脉整体结扎，将 2～3 cm 子宫肌层结扎在内非常重要；若已行剖宫产，最好选择在子宫切口下方，在切口下 2～3 cm 进行结扎，如膀胱位置较高时应下推膀胱。第一次子宫动脉缝扎后如效果不佳，可以再缝第二针，多选择在第一针下 3～5 cm 处。这次结扎包括了大部分供给子宫下段的子宫动脉支，宜采用 2-0 可吸收线或肠线，避免“8”字缝合，结扎时带入一部分子宫肌层，避免对血管的钳扎与分离，以免形成血肿，增加手术难度。如胎盘附着部位较高，近宫角部，则尚需结扎附着侧的子宫卵巢动脉吻合支。

(2)子宫动脉下行支结扎术：是以卵圆钳钳夹宫颈前和/或后唇并向下牵引，暴露前阴道壁与宫颈交界处，在宫颈前唇距宫颈阴道前壁交界处下方约 1 cm 处做长约 2 cm 横行切口，将子宫向下方及结扎的对侧牵拉，充分暴露视野，食指触摸搏动的子宫动脉作为指示进行缝扎，注意勿损伤膀胱，同法缝扎对侧。子宫动脉结扎后子宫立即收缩变硬，出血停止。但在下列情况下不宜行经阴道子宫动脉结扎：由其他病因引起的凝血功能障碍(感染、子痫前期等)；阴道部位出血而非宫体出血。

经阴道进行子宫动脉下行支的结扎手术特别适用于阴道分娩后子宫下段出血患者。对剖宫产术结束后，如再发生子宫下段出血，在清除积血后也可尝试以上方法，避免再次进腹。对前置胎盘、部分胎盘植入等患者可取膀胱截石位行剖宫产手术，必要时采用以上两种方法行子宫动脉结扎，明显减少产后出血。

(3)髂内动脉结扎术(图 6-5)：髂内动脉结扎后血流动力学改变的机制，不是因结扎后动脉血供完全中止而止血，而是由于结扎后的远侧端血管动脉内压降低，血流明显减缓(平均主支局部脉压下降 75%，侧支下降 25%)，局部加压后易于使血液凝成血栓而止血即将盆腔动脉血液循环转变为类似静脉的系统，这种有效时间约 1 小时。髂内动脉结扎后极少发生盆腔器官坏死现象，主要是因腹主动脉分出的腰动脉、髂总动脉分出的骶中动脉、来自肠系膜下动脉的痔上动脉、卵巢动脉、股动脉的旋髂动脉、髂外动脉的腹壁下动脉均可与髂内动脉的分支吻合，髂内动脉结扎后 45～60 分钟侧支循环即可建立，一般仍可使卵巢、输卵管及子宫保持正常功能。

髂内动脉结扎的适应证包括产后出血、行子宫切除术前后；保守治疗宫缩乏力失败；腹腔妊娠胎盘种植到盆腔，或胎盘粘连造成难以控制的出血；盆腔、阔韧带基底部持续出血；子宫破裂、严重撕伤，可能撕伤到子宫动脉。方法为确认髂总动脉的分叉部位，该部位有两个骨性标志：骶骨岬和两侧髂前下棘连线，输尿管由此穿过。首先与输尿管平行，纵行切开后腹膜 3～5 cm，分离髂总及髂内动动脉分叉处，然后在距髂内外分叉下 2.5 cm 处，用直角钳轻轻从髂内动脉后侧穿过，钳夹两根7号丝线，间隔1.5～2.0 cm分别结扎，不剪断血管。结扎前后为防误扎髂外动脉，术者可提起缝线，用食、拇指收紧，使其暂时阻断血流，常规嘱台下两人触摸患者该侧足背动脉或股动脉，确定有搏动无误，即可结扎两次。必须小心勿损伤髂内静脉，否则会加剧出血程度。多数情况下，双侧结扎术比单侧效果好，止血可靠。

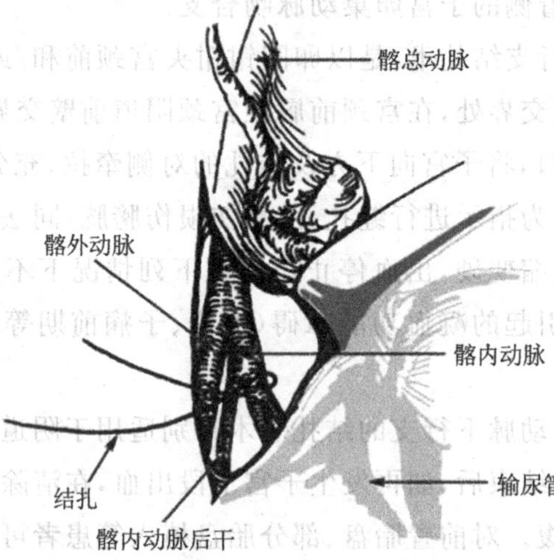

图 6-5　髂内动脉结扎

上述方法可逐步选用，效果良好且可保留生育功能。但应注意，结扎后只是使血流暂时中断，出血减少，应争取抢救时间。

6.子宫背带式缝合术(B-Lynch suture)

B-Lynch缝合术治疗产后出血，对传统产后出血的治疗来说是一个里程碑式的进展，如果正确使用，将大大提高产后出血治疗的成功率。B-Lynch缝合术操作简单、迅速、有效、安全、能保留子宫和生育功能，易于在基层医院推广。B-Lynch缝合术原理是纵向机械性压迫使子宫壁弓状血管被有效地挤压，血流明显减少、减缓、局部血栓形成而止血；同时子宫肌层缺血，刺激子宫收缩进一步压迫血窦，使血窦关闭而止血。此方法适用子宫收缩乏力、前置胎盘、胎盘粘连、凝血功能障碍引起的产后出血及晚期产后出血。B-Lynch缝合术用于前置胎盘、胎盘粘连引起的产后出血时，需结合其他方法，如胎盘剥离面做“8”字缝合止血后再行子宫B-Lynch缝合术，双侧子宫卵巢动脉结扎再用B-Lynch缝合术。

剖宫产术中遇到子宫收缩乏力，经按摩子宫和应用宫缩剂加强宫缩效果不佳时，术者可用双手握抱子宫并适当加压以估计施行B-lynch缝合术的成功机会。此方法较盆腔动脉缝扎术简单易行，并可避免切除子宫，保留生育能力。具体缝合方法为距子宫切口右侧顶点下缘 3 cm 处进针，缝线穿过宫腔至切口上缘 3 cm 处出针，将缝线拉至宫底，在距右侧宫角约 3 cm 处绕向子宫后壁，在与前壁相同的部位进针至宫腔内；然后横向拉至左侧，在左侧宫体后壁（与右侧进针点相同部位）出针，将缝线垂直绕过宫底至子宫前壁，分别缝合左侧子宫切口的上、下缘（进出针的部位与右侧相同）。子宫表面前后壁均可见 2 条缝线。收紧两根缝线，检查无出血即打结，然后再关闭子宫切口。子宫放回腹腔观察 10 分钟，注意下段切口有无渗血，阴道有无出血及子宫颜色，若正常即逐层关腹（图 6-6）。

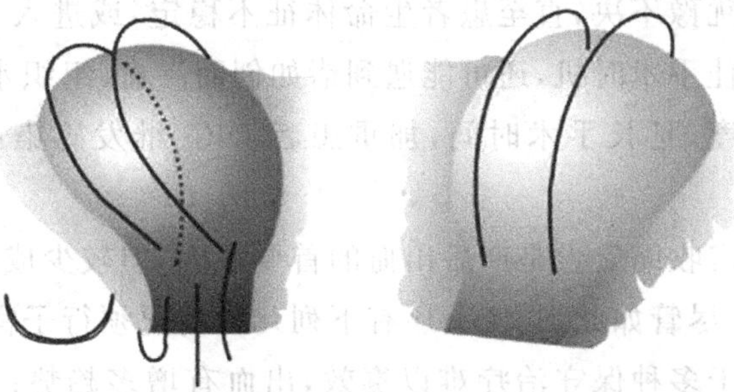

图 6-6 子宫背带式缝合

7.动脉栓塞术

当以上治疗产后出血的方法失败后，动脉栓塞术是一个非常重要的保留子宫的治疗方法。产后出血动脉栓塞的适应证应根据不同的医院、实施动脉栓塞的手术医师的插管及栓塞的熟练程度，而有所不同。总的来讲，须遵循以下原则：①各种原因所致的产后出血，在去除病因和常规保守治疗无效后；②包括已经发生 DIC（早期）的患者；③生命体征稳定或经抢救后生命体征稳定，可以搬动者；④手术医师应具有娴熟的动脉插管和栓塞技巧。

禁忌证：①生命体征不稳定，不宜搬动的患者；②DIC 晚期的患者；③其他不适合介入手术的患者，如造影剂过敏。

在放射科医师协助下，行股动脉穿刺插入导管至髂内动脉或子宫动脉，注入直径 1～3 mm 大小的新胶海绵颗粒栓塞动脉，栓塞剂 2～3 周被吸收，血管复通。动脉栓塞术后还应注意：①在动脉栓塞后立即清除宫腔内的积血，以利于子宫收缩；②术中、术后应使用广谱抗生素预防感染；③术后应继续使用宫缩剂促进子宫收缩；④术后应监测性激素分泌情况，观测卵巢有没有损伤；⑤及时防止宫腔粘连，尤其在胎盘植入患者及合并子宫黏膜下肌瘤的患者。但应强调的是动脉栓塞治疗不应作为患者处于危机情况下的一个避免子宫切除的措施，而是应在传统保守治疗无效时，作为一个常规止血手段尽早使用。

8.切除子宫

经积极治疗仍无效，出血可能危及产妇生命时，应行子宫次全切术或子宫全切除术，以挽救产妇生命。但产科子宫切除术对产妇的身心健康有一定的影响，特别是给年轻及未有存活子女者带来伤害。因此，必须严格掌握手术指征，只有在采取各种保守治疗无效，孕产妇生命受到威胁时，才采用子宫切除术。而且子宫切除必须选择最佳时机，过早切除子宫，虽能有效地避免产后出血，但会给患者带来失去生育能力的严重后果。相反，若经过多种保守措施，出血不能得到有效控制，手术者仍犹豫不决，直至患者生命体征不稳定，或进入 DIC 状态再行子宫切除，已错失最佳手术时机，还可能遇到诸如创面渗血、组织水肿、解剖不清等困难，增加手术难度，延长手术时间，加重患者 DIC、继发感染或多脏器衰竭的发生。

目前，虽然子宫收缩乏力是产后出血的首要原因，但较少成为急症子宫切除的主要手术指征。尽管如此，临床上还有下列几种情况须行子宫切除术：宫缩乏力性产后出血，对于多种保守治疗难以奏效，出血有增多趋势；子宫收缩乏力时间长，子宫肌层水肿，对一般保守治疗无反应；短期内迅速大量失血导致休克、凝血功能异常等产科并发症，已来不及实施其他措施，应果断行子宫切除手术。值得强调的是，对于基层医疗机构，在抢救转运时间不允许、抢救物品和血液不完备、相关手术技巧不成熟的情况下，为抢救产妇生命应适当放宽子宫切除的手术指征。胎盘因素引起的难以控制的产科出血，是近年来产科急症子宫切除术最重要的手术指征。穿透性胎盘植入，合并子宫穿孔并感染；完全胎盘植入面积大于 1/2；做楔形切除术后仍出血不止者；药物治疗无效或出现异常情况者；胎盘早剥并发生严重子宫卒中等情况均应果断地行子宫切除。其次子宫破裂引起的产后出血是急症子宫切除的重要指征，特别是发生破裂时间长，估计已发生继发感染；裂口不整齐，子宫肌层有大块残缺，难以行修补术或即使行修补但缝合后估计伤口愈合不良；裂口深，延伸到宫颈等情况。而当羊水栓塞、重度或未被发现的胎盘早剥导致循环障碍及器官功能衰竭，凝血因子消耗和继发性纤维蛋白溶解而引起的出血、休克，甚至脏器功能衰竭时进行手术，需迅速切除子宫。

(二)胎盘因素

1.胎盘已剥离未排出

膀胱过度膨胀应导尿排空膀胱，用手按摩使子宫收缩，另一手轻轻牵拉脐带协助胎盘娩出。

2.胎盘剥离不全或胎盘粘连伴阴道流血

此类情况应徒手剥离胎盘(图 6-7)。

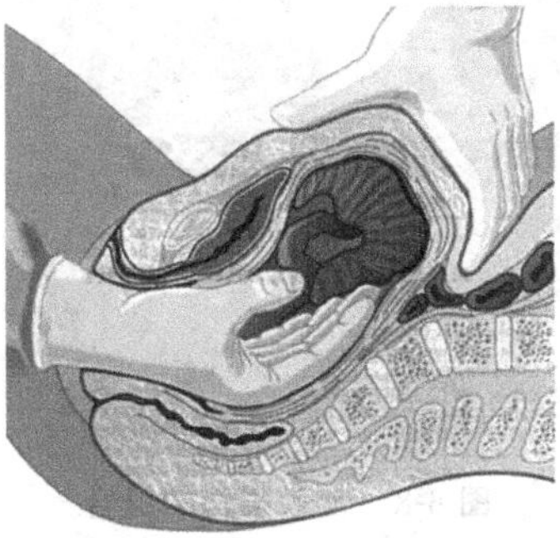

图 6-7 徒手剥离胎盘

3.胎盘植入的处理

若剥离胎盘困难,切忌强行剥离,应考虑行子宫切除术。若出血不多,需保留子宫者,可保守治疗,目前用甲氨蝶呤(MTX)治疗,效果较好。

4.胎盘胎膜残留

胎盘胎膜残留可行钳刮术或刮宫术。

5.胎盘嵌顿

在子宫狭窄环以上发生胎盘嵌顿者,可在静脉全身麻醉下,待子宫狭窄环松解后再用手取出胎盘。

(三)软产道裂伤

一方面彻底止血,另一方面按解剖层次缝合。宫颈裂伤小于 1 cm 时,若无活动性出血,则不需缝合;若有活动性出血或裂伤大于 1 cm,则应缝合。若裂伤累及子宫下段时,缝合应注意避免损伤膀胱及输尿管,必要时经腹修补。修补阴道裂伤和会阴裂伤,应注意解剖层次的对合,第一针要超过裂伤顶端 0.5 cm(图 6-8),缝合时不能留有无效腔,避免缝线穿过直肠黏膜。外阴、阴蒂的损伤,应用细丝线缝合。软产道血肿形成应切开并清除血肿,彻底止血、缝合,必要时可放置引流条。

(四)凝血功能障碍

首先应排除子宫收缩乏力、胎盘因素、软产道裂伤引起的出血,明确诊断后积极输新鲜全血、血小板、纤维蛋白原或凝血酶原复合物、凝血因子等。若已并发 DIC,则按 DIC 处理。

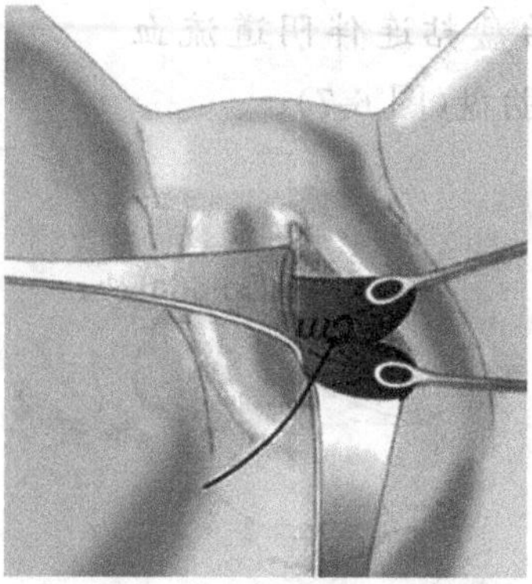

图 6-8　宫颈裂伤的缝合

在治疗过程中应重视以下几方面:早期诊断和动态监测;积极治疗原发病;补充凝血因子,包括输注新鲜冰冻血浆、凝血酶原复合物、纤维蛋白原、冷沉淀(含Ⅷ因子和纤维蛋白原)、单采血小板、红细胞等血制品来解决;改善微循环和抗凝治疗;重要脏器功能的维持和保护。

在治疗产后出血,补充血容量,纠正失血性休克,甚至抢救 DIC 患者方面,目前仍推广采用传统早期大量液体复苏疗法。即失血后立即开放静脉,最好有两条开放的静脉通道,快速输入复方乳酸林格液或林格溶液加 5%碳酸氢钠溶液 45 mL 混合液,输液量应为出血量的 2～3 倍。

处理出血性休克的原则如下:①止血,止痛。②补血,扩张血容量。③纠正酸中毒,改善微循环,有时止血不是立即成功,而扩充血容量较容易,以维护主要脏器的血供,防止休克恶化,争取时间完成各种止血方法。

休克早期先输入 2 000～3 000 mL 平衡液(复方乳酸林格液等),以后尽快输全血和红细胞。如无血,可以使用胶体液作权宜之计。尤其在休克晚期,组织间蛋白贮存减少,继续输晶体液会使胶体渗透压明显下降产生组织水肿。胶体液除全血外还有血浆、清蛋白血浆代用品。血液稀释可降低血液黏度,增加心排血量,减少心脏负荷和增加组织灌注,但过度稀释又可使血液携氧能力降低,使组织缺氧,最佳稀释度一般认为是血细胞比容在 30%以上。

另一方面,产科失血性休克的早期液体复苏还应涉及合理的输液种类问题。有关低血容量性休克液体复苏中使用晶体还是胶体的问题争论已久,但目前尚无足够的证据表明晶体液与胶体液在用于低血容量休克液体复苏的疗效与安全性方面有明显差异。近年研究发现,氯化钠高渗盐溶液(7.5%)早期用于抗休克,较常规的林格氏液、平衡盐液有许多优势,且价格便宜,使用方便,适合于急诊抢救,值得在临床一线广泛推广。新型的羧甲淀粉注射液-高渗氯化钠羟乙基淀粉 40 溶液引起了国内外研究者的广泛关注,其具有我国自主知识产权并获得原国家食品药品监督管理局(SDFA)新药证书。临床研究表明其可以较少的输液量迅速恢复机体的有效循环血容量,改善心脏功能,减轻组织水肿,降低颅内压。

七、预防

加强围产期保健,严密观察及正确处理产程可降低产后出血的发生率。

(一)重视产前保健

(1)加强孕前及孕期妇女保健工作,对有凝血功能障碍和可能影响凝血功能障碍疾病的患者,应积极治疗后再受孕,必要时应于早孕时终止妊娠。

(2)具有产后出血危险因素的孕妇,如多胎妊娠、巨大胎儿、羊水过多、子宫手术史、子宫畸形、妊娠期高血压疾病、妊娠合并血液系统疾病及肝病等,要加强产前检查,提前入院。

(3)宣传计划生育,减少人工流产次数。

(二)提高分娩质量

严密观察及正确处理产程。第一产程:合理使用子宫收缩药物和镇静剂,注意产妇饮食,防止产妇疲劳和产程延长。第二产程:根据胎儿大小掌握会阴后-斜切开时机,认真保护会阴;阴道检查及阴道手术应规范、轻柔,正确指导产妇屏气及使用腹压,避免胎儿娩出过快。第三产程:是预防产后出血的关键,不要过早牵拉脐带;胎儿娩出后,若流血量不多,可等待 15 分钟,若阴道流血量多应立即查明原因,及时处理。胎盘娩出后要仔细检查胎盘、胎膜,并认真检查软产道有无撕裂及血肿。

(三)加强产后观察

产后 2 小时是产后出血发生的高峰期。产妇应在产房中观察 2 小时:注意观察会阴后-斜切开缝合处有无血肿;仔细观察产妇的生命体征、宫缩情况及阴道流血情况,发现异常及时处理。离开产房前要鼓励产妇排空膀胱,鼓励母亲与新生儿早接触、早吸吮,能反射性引起子宫收缩,减少产后出血。

第七章 产褥期疾病

第一节 产褥感染

产褥感染是指分娩时及产褥期生殖道受病原体感染，引起局部和全身的炎性变化。发病率为1%～7.2%，是产妇死亡的四大原因之一。产褥病率是指分娩 24 小时以后的 10 天内用口表每天测量4 次，体温有 2 次达到或超过 38 ℃。可见产褥感染与产褥病率的含义不同。虽然造成产褥病率的原因以产褥感染为主，但也包括产后生殖道以外的其他感染与发热，如泌尿系统感染、乳腺炎、上呼吸道感染等。

一、病因

（一）感染来源

1.自身感染

正常孕妇生殖道或其他部位的病原体，当出现感染诱因时使机体抵抗力低下而致病。孕妇生殖道病原体不仅可以导致产褥感染，而且在孕期即可通过胎盘、胎膜、羊水间接感染胎儿，并导致流产、早产、死胎、胎儿宫内发育迟缓（IUGR）、胎膜早破等。有些病原体造成的感染，在孕期只表现出阴道炎、宫颈炎等局部症状，常常不被患者重视，而在产后机体抵抗力低下时发病。

2.外来感染

由被污染的衣物、用具、各种手术器械、物品等接触患者后引起感染，常常与无菌操作不严格有关。产后住院期间探视者、陪伴者的不洁护理和接触，是引起产褥感染极其重要的来源，也是极容易被疏忽的感染因素，应引起产科医师、医院管理者的高度重视。

(二)感染病原体

引起产褥感染的病原体种类较多,较常见者有链球菌、大肠埃希菌、厌氧菌等,其中内源性需氧菌和厌氧菌混合感染的发生有逐渐增高的趋势。需氧性链球菌是外源性感染的主要致病菌,有极强的致病力、毒力和播散力,可致严重的产褥感染。大肠埃希菌属包括大肠埃希菌及其相关的革兰阴性杆菌、变形杆菌等,也为外源性感染的主要致病菌之一,也是菌血症和感染性休克最常见的病原体。在阴道、尿道、会阴周围均有寄生,平常不致病,产褥期机体抵抗力低下时可迅速增生而发病。厌氧性链球菌存在于正常阴道中,当产道损伤、机体抵抗力下降,可迅速大量繁殖,并与大肠埃希菌混合感染,其分泌物异常恶臭。

(三)感染诱因

1.一般诱因

机体对入侵的病原体的反应,取决于病原体的种类、数量、毒力以及机体自身的免疫力。女性生殖器官具有一定的防御功能,任何削弱产妇生殖道和全身防御功能的因素均有利于病原体的入侵与繁殖,如贫血、营养不良,和各种慢性疾病,如肝功能不良、妊娠合并心脏病、糖尿病等,以及临近预产期前性交、羊膜腔感染。

2.与分娩相关的诱因

(1)胎膜早破:完整的胎膜对病原体的入侵起着有效的屏障作用,胎膜破裂导致阴道内病原体上行性感染。它是病原体进入宫腔并进一步入侵输卵管、盆腔、腹腔的主要原因。

(2)产程延长、滞产、多次反复的肛查和阴道检查增加了病原体入侵机会。

(3)剖宫产操作中无菌措施不严格、子宫切口缝合不当,导致子宫内膜炎的发生率为阴道分娩的20倍,并伴随严重的腹壁切口感染,尤以分枝杆菌所致者为甚。

(4)产程中宫内仪器使用不当或使用次数过多、使用时间过长,如宫内胎儿心电监护、胎儿头皮血采集等,将阴道及宫颈的病原体直接带入宫腔而感染。宫内监护超过 8 小时者,产褥病率可达 71%。

(5)各种产科手术操作(产钳助产、胎头吸引术、臀牵引等),以及产道损伤、产前产后出血、宫腔填塞纱布、产道异物、胎盘残留等,均为产褥感染的诱因。

二、分型及临床表现

发热、腹痛和异常恶露是产后感染最主要的三大临床表现。由于机体抵抗力不同,炎症反应程度、范围和部位的不同,临床表现有所不同。根据感染发生的部位可将产褥感染分为以下几种类型。

(一)急性外阴、阴道、宫颈炎

此常由于分娩时会阴损伤或手术产、孕前有外阴阴道炎者而诱发,表现为局部灼热、坠痛、肿胀,炎性分泌物刺激尿道可出现尿痛、尿频、尿急。会阴切口或裂伤处缝线嵌入肿胀组织内,针孔流脓。阴道与宫颈感染者其黏膜充血、水肿、溃疡、化脓,日久可致阴道粘连甚至闭锁。病变局限者,一般体温不超过 38 ℃,病情发展可向上或宫旁组织,导致盆腔结缔组织炎。

(二)剖宫产腹部切口、子宫切口感染

剖宫产术后腹部切口的感染多发生于术后 3~5 天,局部红肿、触痛。组织侵入有明显硬结,并有浑浊液体渗出,伴有脂肪液化者其渗出液可呈黄色浮油状,严重患者组织坏死,切口部分或全层裂开,伴有体温明显升高,超过 38 ℃。Soper 报道剖宫产术后的持续发热主要为腹部切口的感染,尤其是普通抗生素治疗无效者。

据报道,3.97%的剖宫产术患者有切口感染、愈合不良,常见的原因有合并糖尿病、妊娠期高血压疾病、贫血等。剖宫产术后子宫切口感染者则表现为持续发热,早期低热多见,伴有阴道出血增多,甚至晚期产后大出血,子宫切口缝合过紧过密是其因素之一。妇检子宫复旧不良、子宫切口处压痛明显,B 超检查显示子宫切口处隆起呈混合性包块,边界模糊,可伴有宫腔积液(血),彩色多普勒超声检查显示有子宫动脉血流阻力异常。

(三)急性子宫内膜炎、子宫肌炎

此为产褥感染最常见的类型,由病原体经胎盘剥离而侵犯至蜕膜所致者为子宫内膜炎,侵及子宫肌层者为子宫肌炎,两者常互相伴随。临床表现为产后 3~4 天开始出现低热,下腹疼痛及压痛,恶露增多且有异味,如早期不能控制,病情加重,出现寒战、高热、头痛、心率加快、血白细胞及中性粒细胞增高,有时因下腹部压痛不明显及恶露不多而容易误诊。Figucroa 报道急性子宫内膜炎的患者 100%有发热,61.6%其恶露有恶臭,60%患者子宫压痛明显。最常培养分离出的病原体主要有溶血性葡萄球菌、大肠埃希菌、链球菌等。当炎症波及子宫肌壁时,恶露反而减少,异味也明显减轻,容易误认为病情好转。感染逐渐发展可于肌壁间形成多发性小脓肿,B 超检查显示子宫增大复旧不良、肌层回声不均,并可见小液性暗区,边界不清。如继续发展,可导致败血症甚至死亡。

(四)急性盆腔结缔组织炎、急性输卵管炎

此多继发于子宫内膜炎或宫颈深度裂伤,病原体通过淋巴道或血行侵及宫旁组织,并延及输卵管及其系膜。临床表现主要为一侧或双侧下腹持续性剧痛,妇检或肛查可触及宫旁组织增厚或有边界不清的实质性包块,压痛明显,常常伴有寒战和高热。炎症可在子宫直肠积聚形成盆腔脓肿,如脓肿破溃则向上播散至腹腔。如侵及整个盆腔,使整个盆腔增厚呈巨大包块状,不能辨别其内各器官,整个盆腔似乎被冻结,称为"冰冻骨盆"。

(五)急性盆腔腹膜炎、弥散性腹膜炎

炎症扩散至子宫浆膜层,形成盆腔腹膜炎,继续发展为弥散性腹膜炎,出现全身中毒症状:高热、寒战、恶心、呕吐、腹胀、下腹剧痛,体检时下腹明显压痛、反跳痛。产妇因产后腹壁松弛,腹肌紧张多不明显。腹膜炎性渗出及纤维素沉积可引起肠粘连,常在直肠子宫陷凹形成局限性脓肿,刺激肠管和膀胱导致腹泻、里急后重及排尿异常。病情不能彻底控制者可发展为慢性盆腔炎。

(六)血栓性静脉炎

细菌分泌肝素酶分解肝素导致高凝状态,加之炎症造成的血流淤滞静脉脉壁损伤,尤其是厌氧菌和类杆菌造成的感染极易导致血栓性静脉炎。可累及卵巢静脉、子宫静脉、髂内静脉、髂总静脉及下腔静脉,病变常为单侧性,患者多在产后1～2周,继子宫内膜炎之后出现寒战、高热反复发作,持续数周,不易与盆腔结缔组织炎鉴别。下肢血栓性静脉炎者,病变多位于一侧股静脉和腘静脉及大隐静脉,表现为弛张热、下肢持续性疼痛、局部静脉压痛或触及硬索状包块,血液循环受阻,下肢水肿,皮肤发白,称为股白肿。可通过彩色多普勒超声血流显像检测确诊。

(七)脓毒血症及败血症

病情加剧则细菌进入血液循环引起脓毒血症、败血症,尤其是当感染血栓脱落时,可致肺、脑、肾脓肿或栓塞死亡。

三、处理原则

治疗原则是抗感染。辅以整体护理、局部病灶处理、手术或中医中药治疗。

(一)支持疗法

纠正贫血与电解质紊乱,增强免疫力。半卧位以利脓液流于陶氏腔,使之局限化。进食高蛋白、易消化的食物,多饮水,补充维生素,纠正贫血和水、电解质

紊乱。发热者以物理退热方法为主，高热者酌情给予50～100 mg双氯芬酸栓塞肛门退热，一般不使用安替比林退热，以免体温不升。重症患者应少量多次输新鲜血或血浆、清蛋白，以提高机体免疫力。

(二)清除宫腔残留物

有宫腔残留者应予以清宫，对外阴或腹壁切口感染者可采用物理治疗，如红外线或超短波局部照射，有脓肿者应切开引流，盆腔脓肿者行阴道后穹隆穿刺或切肿引流，并取分泌物培养及药物敏感试验。严重的子宫感染，经积极的抗感染治疗无效，病情继续扩展恶化者，尤其是出现败血症、脓毒血症者，应果断及时地行子宫全切术或子宫次全切除术，以清除感染源，拯救患者的生命。

(三)抗生素的应用

应注意需氧菌与厌氧菌以及耐药菌株的问题。感染严重者，首选广谱高效抗生素，如青霉素、氨苄西林、头孢类或喹诺酮类抗生素等，必要时进行细菌培养及药物敏感试验，并应用相应的有效抗生素。可短期加用肾上腺糖皮质激素，提高机体应激能力。

(四)活血化瘀

血栓性静脉炎患者产后在抗感染同时，加用肝素48～72小时，即肝素50 mg加5%葡萄糖溶液静脉滴注，6～8小时一次，体温下降后改为每天2次，维持4～7天，并口服双香豆素、双嘧达莫(潘生丁)等。也可用活血化瘀中药及溶栓类药物治疗。若化脓性血栓不断扩散，可考虑结扎卵巢静脉、髂内静脉等，或切开病变静脉直接取栓。

第二节 产褥期抑郁症

产褥期抑郁症又称产后抑郁症，是指产妇在分娩后出现抑郁症状，是产褥期精神综合征中最常见的一种类型。易激惹、恐怖、焦虑、沮丧和对自身及婴儿健康过度担忧，常失去生活自理及照料婴儿的能力，有时还会陷入错乱或嗜睡状态。多数于产后2周发病，于产后4～6周症状明显，既往无精神障碍史。有关其发生率，国内研究资料多为10%～18%，国外资料高达30%。

一、病因

与生理、心理及社会因素密切相关。其中，B 型血性格、年龄偏小、独生子女、不良妊娠结局对产妇的抑郁情绪影响很大。此外，与缺乏妊娠、分娩及小儿喂养常识也有一定关系。

(一)社会因素

家庭对婴儿性别的敏感，以及孕期发生不良生活事件越多，越容易患产褥期抑郁症。孕期、分娩前后诸如孕期工作压力大、失业、夫妻分离、亲人病丧等生活事件的发生，以及产后体形改变，都是患病的重要诱因。产后遭到家庭和社会的冷漠，缺乏帮助与支持，也是致病的危险因素。

(二)遗传因素

遗传因素是精神障碍的潜在因素。有精神疾病家族史，特别是有家族抑郁症病史的产妇，产褥期抑郁症的发病率高。在过去有情感方面障碍的病史、经前抑郁症史等均可引起该病。

(三)心理因素

由于分娩带来的疼痛与不适使产妇感到紧张恐惧，出现滞产、难产时，产妇的心理准备不充分，紧张、恐惧的程度增加，导致躯体和心理的应激增强，从而诱发产褥期抑郁症的发生。

二、临床表现

心情沮丧、情绪低落，易激惹、恐怖、焦虑，对自身及婴儿健康过度担忧，失去生活自理及照料婴儿能力，有时还会出现嗜睡、思维障碍、迫害妄想，甚至伤婴或出现自杀行为。

三、诊断标准

产褥期抑郁症至今尚无统一的诊断标准。美国精神疾病学会在《精神疾病的诊断与统计手册》一书中，制定了产褥期抑郁症的诊断标准。在产后 2 周内出现下列 5 条或 5 条以上的症状，必须具备①②两条：①情绪抑郁；②对全部或多数活动明显缺乏兴趣或愉悦；③体重显著下降或增加；④失眠或睡眠过度；⑤精神运动性兴奋或阻滞；⑥疲劳或乏力；⑦遇事皆感毫无意义或自责感；⑧思维力减退或注意力涣散；⑨反复出现死亡想法。

四、处理原则

产褥期抑郁症通常需要治疗，包括心理治疗和药物治疗。

(一)心理治疗

通过心理咨询,以解除致病的心理因素(如婚姻关系不良、想生男孩却生女孩、既往有精神障碍史等)。对产褥妇女多加关心和无微不至的照顾,尽量调整好家庭中的各种关系,指导其养成良好睡眠习惯。

(二)药物治疗

应用抗抑郁症药,主要是选择性5-羟色胺再吸收抑制剂、三环类抗抑郁药等,例如帕罗西汀以20 mg/d为开始剂量,逐渐增至50 mg/d口服;舍曲林以50 mg/d为开始剂量,逐渐增至200 mg/d口服;氟西汀以20 mg/d为开始剂量,逐渐增至80 mg/d口服;阿米替林以50 mg/d为开始剂量,逐渐增至150 mg/d口服等。这类药物优点为不进入乳汁中,故可用于产褥期抑郁症。

(三)BN-脑神经平衡疗法

世界精神疾病学协会(WPA)、亚洲睡眠研究会(ASRS)、抑郁症防治国际委员会(PTD)、中国红十字会全国精神障碍疾病预防协会、广州海军医院精神疾病治疗中心宣布,治疗精神疾病技术的新突破:BN-脑神经介入平衡疗法为精神科领域治疗权威技术正式在广州海军医院启动。BN-脑神经介入平衡疗法引进当今世界最为先进的脑神经递质检测技术,打破了传统的诊疗手段,采用全球最尖端测量设备,结合BN-脑神经介入平衡疗法开创精神科领域检测治疗新标准。

五、预防

(一)加强对孕妇的精神关怀

利用孕妇学校等多种渠道普及有关妊娠、分娩常识,减轻孕妇妊娠、分娩的紧张、恐惧心理,完善自我保健。

(二)运用医学心理学、社会学知识

对孕妇在分娩过程中多关心和爱护,对于预防产褥期抑郁症有积极意义。

第三节　产褥期中暑

中暑(heat illness)是一组在高温环境中发生的急性疾病,包括热射病(heat

stroke)、热痉挛(heat cramp)及热衰竭(heat exhaustion)三型。其中以热射病最为常见。产妇在高温闷热环境下体内积热不能散发引起中枢性体温调节功能障碍的急性热病,表现为高热、水和电解质紊乱、循环衰竭和神经系统功能损害等而发生中暑表现者为产褥期中暑(puerperal heat stroke)。

一、病因及发病机制

产后产妇在妊娠期内积存的大量液体需排出,部分通过尿液,部分通过汗腺排出;在产褥期,体内的代谢旺盛,必然产热,汗的排出及挥发也是一种散热方式,因此,产妇在产后的数天内都有多尿、多汗的表现。夏日里产妇更是大汗淋漓,衣服常为汗液浸湿。所以在产褥期,对产妇的科学调养方式应该是将产妇安置在房间宽大,通风良好的环境中,衣着短而薄,以利汗液的挥发。当外界气温超过 35 ℃时,机体靠汗液蒸发散热。而汗液蒸发需要空气流通才能实现。但旧风俗习惯怕产妇“受风”而要求关门闭窗,妇女在分娩后,即将头部缠上白布,身着长袖、长裤衣服,并全身覆以棉被,门窗紧闭,俗称“避风寒”,以免以后留下风湿疾病,如时值夏日,高温季节,湿度大,而住房狭小,室内气温极高,则产妇体表汗液无由散发,体温急骤升高,体温调节中枢失控,心功能减退,心排血量减少,中心静脉压升高,汗腺功能衰竭,水和电解质紊乱,体温更进一步升高,而成为恶性循环,当体温高达 42 ℃时可使蛋白变性,时间一长病变常趋于不可逆性,即使经抢救存活,常留有神经系统的后遗症。

二、临床表现

(一)先驱症状

全身软弱、疲乏、头昏、头痛、恶心、胸闷、心悸、出汗较多,这些症状共同构成了一个复杂的临床表现群。

(二)典型症状

面色潮红、剧烈头痛、恶心、呕吐、胸闷加重、脉搏细数、血压下降。严重者体温继续上升常在 40 ℃以上,有时高达 42 ℃,甚至超越常规体温表的最高水平。继而谵妄、昏迷、抽搐。皮肤温度极高,但干燥无汗。如不及时抢救,数小时即可因呼吸循环衰竭死亡。

(三)诊断

发病时间常在极端高温季节,患者家庭环境及衣着情况均有助于诊断,其高热、谵妄及昏迷、无汗为产褥期中暑的典型表现。本病需与产后子痫、产褥感染作鉴别诊断，而且产褥感染的产妇可以发生产褥期中暑，产褥期中暑的患者又可以并发产褥感染。

（四）预防

产前宣教时应告诉孕妇，产后的居室宜宽大、通风良好，有一定的降温设备，其衣着宜宽松，气温高时要多饮水，产褥期中暑是完全可以预防的。

三、治疗

产褥期中暑治疗原则是迅速降温，纠正水、电解质与酸碱紊乱，积极防治休克。

（一）先兆及轻症

如有头昏、头痛、口渴、多汗、疲乏、面色潮红、脉率快、出汗多、体温升高至38 ℃，首先应迅速降温，置患者于室温 25 ℃或以下的房间中，同时采用物理降温，在额部、两侧颈、腋窝、腹股沟、腘窝部有浅表大血管经过处置冰袋，全身可用酒精擦浴、散热，同时注意水和电解质的平衡，适时补液及给予镇静剂。

（二）重症

1.物理降温

体温 40 ℃或以上，出现痉挛、谵妄、昏迷、无汗的患者，为达到迅速降温的目的，可将患者躺在恒温毯上，按摩四肢皮肤、使皮肤血管扩张、加速血液循环以散热，降温过程中以肛表测体温，当肛温已降至 38.5 ℃，即将患者置于室温 25 ℃的房间内，用冰袋置于前面已述的颈、腋窝、腹股沟部继续降温。

2.药物降温

氯丙嗪是首选的良药，它有调节体温中枢、扩张血管、加速散热、松弛肌肉、减少震颤、降低器官的代谢和氧消耗量的功能，防止身体产热过多。剂量为25～50 mg 加入生理盐水 500 mL 补液中静脉滴注 1～2 小时，用药时需动态观察血压，情况紧急时可将氯丙嗪 25 mg 或异丙嗪25 mg溶于 5% 生理盐水 100～200 mL中于 10～20 分钟滴入。若在 2 小时内体温并无下降趋势，可重复用药。降温过程中应加强护理，注意体温、血压、心脏情况，一待肛温降至 38 ℃左右时，应即停止降温。

3.对症治疗

（1）积极纠正水、电解质紊乱，24 小时补液量控制在 2 000～3 000 mL，并注意补充钾、钠盐。

(2)抽搐者可用地西泮。

(3)血压下降者用升压药物,一般用多巴胺及间羟胺。

(4)疑有脑水肿者,用甘露醇脱水。

(5)有心力衰竭者,可用快速洋地黄类药物,如毛花苷C。

(6)有急性肾衰竭者,在适度时机用血透。

(7)肾上腺皮质激素有助于治疗脑水肿及肺水肿,并可减轻热辐射对机体的应激和组织反应,但用量不宜过大。

(8)预防感染:患者在产褥期易有产褥感染,同时易并发肺部和其他感染,可用抗生素预防。

(9)重症产褥期中暑抢救时间可以长达1~2个月或更多,有时需用辅助呼吸,故需有长期抢救的思想准备。

4.预后

有先兆症状及轻症者预后良好,重症者则有可能死亡,特别是体温达42 ℃并伴有昏迷者,存活后也可能伴有神经系统损害的后遗症。

参考文献

[1] 位玲霞，高新珍，阎永芳，等.妇产科疾病的临床诊疗与护理[M].北京：中国纺织出版社，2022.

[2] 熊丽丽，范丽丽.妇产科疾病中西医诊疗与处方[M].北京：化学工业出版社，2022.

[3] 周昔红，石理红，曹建云.妇产科临床护理技能培训教程[M].长沙：中南大学出版社，2022.

[4] 苏翠金，赵艳霞，谢英华，等.妇产科急重症抢救与监护技术[M].成都：四川科学技术出版社，2022.

[5] 谭先杰，韩启德.协和妇产科医师手记[M].北京：人民卫生出版社，2022.

[6] 万淑燕，褚晓文，高雯，等.妇产科综合诊疗实践[M].哈尔滨：黑龙江科学技术出版社，2022.

[7] 董萍萍.妇产科疾病诊疗策略[M].北京：中国纺织出版社，2022.

[8] 刘辉，张楠，王素平，等.现代妇产科基础与临床[M].哈尔滨：黑龙江科学技术出版社，2022.

[9] 宋继荣.妇产科基础与临床实践[M].北京：中国纺织出版社，2022.

[10] 马建婷.常见妇产科疾病科普知识荟萃[M].北京：科学技术文献出版社，2022.

[11] 康萍，蒋萍.妇产科护理学学习指导[M].成都：西南交通大学出版社，2022.

[12] 冯晓玲，陈秀慧，李冀，等.妇产科疾病诊疗与康复[M].北京：科学出版社，2022.

[13] 李卫燕，武香阁，董爱英，等.现代妇产科进展[M].哈尔滨：黑龙江科学技术出版社，2022.

[14] 张静.实用临床妇产科诊疗学[M].长春：吉林科学技术出版社，2022.

[15] 周琳，张晶，曹丽琼，等.临床妇产科与儿科疾病诊疗学[M].青岛：中国海洋大学出版社，2022.
[16] 王红，邢芝兰，杨位艳，等.妇产科常见病临床思维与实践[M].哈尔滨：黑龙江科学技术出版社，2022.
[17] 赵峰.妇产科疾病诊断与治疗策略[M].沈阳：辽宁科学技术出版社，2022.
[18] 王怀兰.妇儿常见疾病诊疗与护理[M].汕头：汕头大学出版社，2022.
[19] 张爱香，王爱华，刘晓晓.妇产科与儿科学[M].长春：吉林科学技术出版社，2021.
[20] 李庆丰，郑勤田.妇产科常见疾病临床诊疗路径[M].北京：人民卫生出版社，2021.
[21] 马文靖，殷玉芳，王国萍，等.临床妇儿诊疗与护理[M].汕头：汕头大学出版社，2022.
[22] 刘杨.妇产科疾病诊疗及辅助生殖技术[M].哈尔滨：黑龙江科学技术出版社，2021.
[23] 苏翠红.妇产科常见病诊断与治疗要点[M].北京：中国纺织出版社，2021.
[24] 李佳琳.妇产科疾病诊治要点[M].北京：中国纺织出版社，2021.
[25] 张海红，张顺仓，张帆.妇产科临床诊疗手册[M].西安：西北大学出版社，2021.
[26] 汤静，吴越.妇产科临床药师实用手册[M].上海：复旦大学出版社，2021.
[27] 王丽芹，王丽娜，夏玲.妇产科护士规范操作指南[M].北京：中国医药科学技术出版社，2021.
[28] 石一复，郝敏.妇产科症状鉴别诊断学[M].北京：人民卫生出版社，2021.
[29] 贾婷婷，徐威，顾建伟，等.子宫腺肌病病灶侵袭深度及范围对患者妊娠流产率的影响[J].保健医学研究与实践，2022，19(10)：86-89.
[30] 高小莉，杨彩虹.热消融技术治疗子宫腺肌病[J].宁夏医科大学学报，2022，44(9)：963-968.
[31] 刘丽芳.孕期健康教育在妇产护理中的临床意义及价值评价[J].中国医药指南，2021，19(23)：152-153.
[32] 王瑶，李枫光.经阴道超声宫颈组织超声E成像技术在预测晚期流产及早产风险中的临床应用价值[J].中国医药科学，2021，11(3)：130-132.
[33] 史蓓蓓，沈文娟，丛晶，等.基于“异病同治”“同病异治”理论探讨妇科疾病[J].长春中医药大学学报，2021，37(1)：13-16.